GOBOOKS & SITAK GROUP©

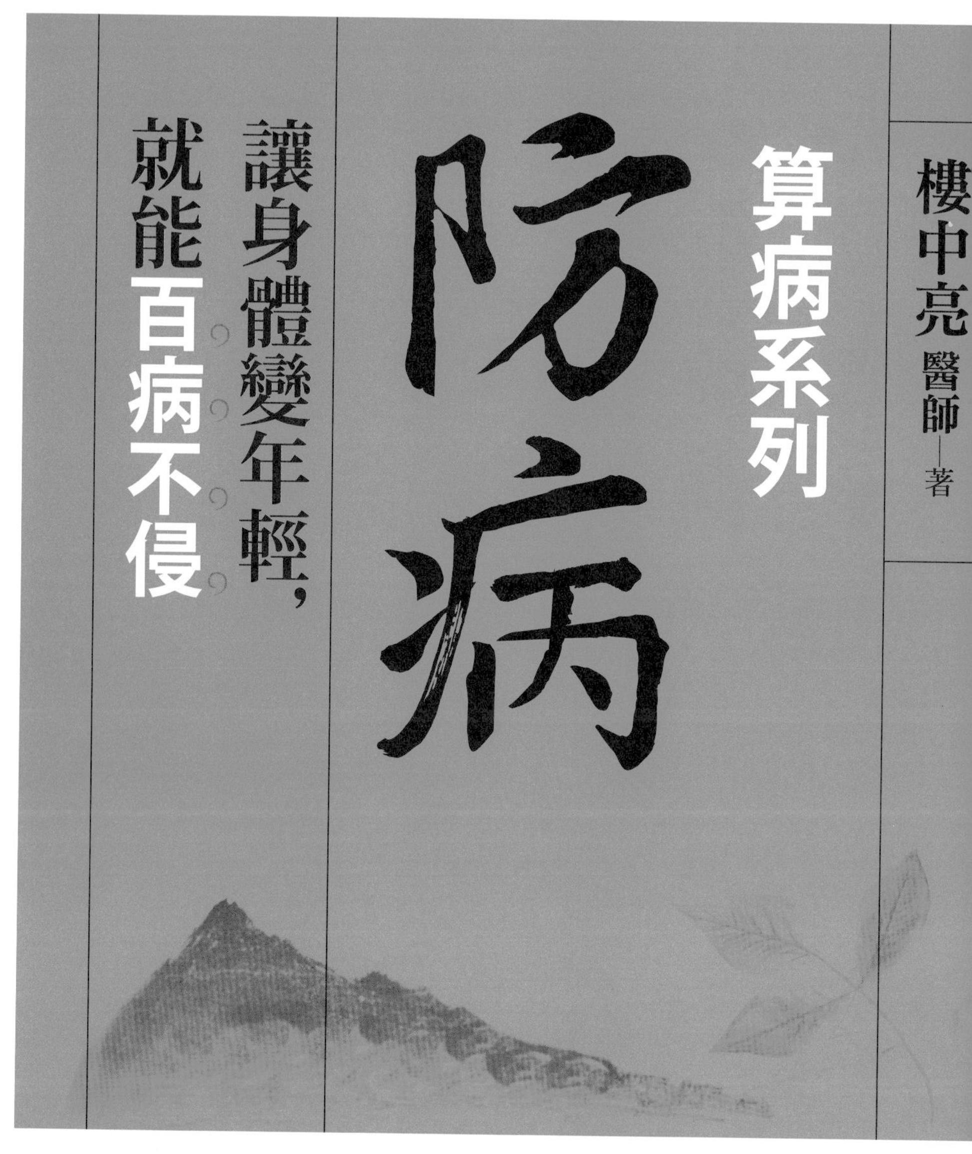

高寶書版集團

自序

根據衛生福利部最新公佈的統計數字，今年（二〇一三年）國內超過百歲的人瑞已超過兩千名，比起十年前的七百多人增加了兩倍。而國人的平均壽命，也從六十多年前的五十歲，延長至二〇一二年的七十八歲。長壽人口的增多及平均餘命的延長，昭告著老人化社會已正式到來，這不僅僅是台灣特有的現象，更是全球一致的大趨勢。

拜醫療科技的進步，人類似乎活得越來越久了，但生病的機率卻不減反增。在生活科技一日千里的現代，人類也用這些高科技為自己挖了墳，看似方便了生活，減少了生存代價，事實上是把自己推入了「老而不死，生而不樂」的窘境。生命的確是越來越長了，可是老年時的病痛纏身讓「壽終正寢」近乎絕響；生存的代價少了，人們不必再為了生活與天災猛獸搏鬥，可

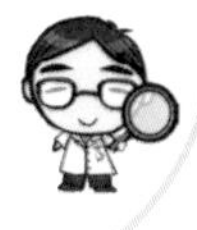

是層出不窮的疾病又奪走了安樂的生活。

與其說人類自古追求「長壽」，倒不如說是「怕老」，因為老化意味著死期將近，而長壽代表著遠離死亡。是故「抗老化」成了新世紀的顯學，而「怕老」依舊是全人類共通的恐懼。

中醫認為長壽奠基於健康，而健康奠基在年輕。短壽與死亡來自於疾病，長壽與健康來自於身體所儲存的抗老力及防病力。我希望透過這本書，讓讀者學習到正確的抗老觀念，以及具體的抗老行動；讓身體更年輕，氣血更通暢，由內而外逆齡回春。

只要五臟六腑有活力，內臟脂肪不見，很多疾病都能不藥而癒，自然就能長壽。也因為在臨床上看到太多癌症末期的患者，不僅受到病痛的折磨，更連累家人受苦、受難。祈望藉由這本書的出版，讓所有已病及未病之人，都能夠改變致病體質，讓疾病消失。

在這裡，我要感謝許多人的幫忙，讓本書順利出版。首先要感謝拙荊，總是給予我無止盡的包容及支持，在處理龐雜而繁忙的診所事務之餘，又擠出時間幫忙校稿，每次出書她都比我還忙，只為了讓我能心無旁騖地專心看診，專心寫作。

再者，要感謝的是我們的瑜伽老師——余如雯老師，百忙之中特別抽空前來，為本書的教學光碟示範回春經絡拳，讓教學示範的拍攝過程順利完成。三者，要感謝診所同仁詹緒錦、蘇怡甄醫師的大力幫忙，以及嘉玲所做的文字整理，讓本書以簡易又不失專業的文字來貼近一般讀者。

更要特別感謝八字風水大師——林豐儀林老師，在五行與風水方面的指導，使得本書內容更臻完善。最後，要感謝購買本書的您，讓我有機會傳達及宣導抗老防病的觀念。祝福各位都能擁有健康年輕、百病不侵的樂活人生。

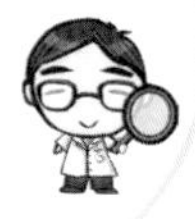

前言

衰老是人的一個生理現象，而在衰老過程中往往又伴隨著一系列的病理變化。由於衰老的發生，不僅直接關係到人的壽命，而且影響到人們的生活質量。儘管人的衰老是一個不可抗拒的自然規律，但自古以來，人們對延年益壽的追求始終沒有停止過。無論人的地位高低或擁有的財富有多大的懸殊，對延緩衰老、延長壽命的強烈願望是一致的。

二千多年前，秦始皇派徐福率領五百名童男童女東渡日本尋求長生不老藥，其後歷代許多皇帝熱衷於服食「仙丹」，反映了當時地位最高、最有財富的人對延年益壽不惜代價的追求，但都以失敗告終。到了現代社會，人們的生活水準有了明顯提高，人們更體會到生命的意義，更珍惜生命，迫切期望能推遲衰老、延長壽命、提高生活質量，以更好地享受生活，獲得更多的生活樂趣。

隨著世界人口的老齡化，老年人口所占的比例越來越大。一九九〇年十二月十四日，聯合國第四十五屆大會把每年的十月一日訂為「國際老人節」，可見對老年人和老年問題的重視。

延緩老化是古今中外醫學家探討的一個熱點，也是當今全球醫學界的重大研究課題，國內外許多醫藥學家進行了大量的研究工作，並提出了多種學說和假說，並對如何延緩衰老提出了許多方法，也做了許多嘗試。中醫學對人體衰老和延緩老化的研究由來已久，不僅在理論上有深刻的闡述，而且提出許多極有價值的延緩衰老的原則和方法。

本書即從認識人體衰老的原因入手，再透過個案病例的故事，闡述衰老與疾病的關係，並分析探討現代人為何容易罹患癌症、慢性病、不孕症、肥胖，以及患者年輕化的原因。最後以中醫學延緩衰老的理論，提出關於如何實現延緩衰老的原則和預防疾病具體的措施。

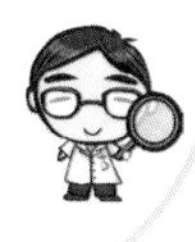

目錄

第3章 現代人為什麼老得快

CONTENTS

目錄

第4章 你的身體老了嗎？

第5章 食、衣、住、行、育、樂 逆齡回春的生活實踐

CONTENTS

目錄

第 1 章

當身體變年輕

人的體重之所以隨著年齡增加，
原因就在於身體的老化，
所以只要保持年輕有活力的狀態，
自然就不易發胖，並且健康不生病。

人體有八成的疾病都與五臟六腑的老化有關，例如：癌症、心臟病、高血壓、糖尿病、肥胖、不孕、失智、消化不良……等現代常見的健康問題，都是因為人們不重視養生，飲食不節、起居不慎、工作緊張、精神壓力大、睡眠不足、缺乏運動、縱慾過度，導致脾腎兩虛，使得疾病及衰老快速上身。

中醫觀點認為只要五臟六腑的功能恢復正常，身體的老化減緩或逆行，就能恢復健康，且不必終生服藥；也就是說，當身體變年輕，就能百病不侵！

高血壓、糖尿病
不須吃一輩子的藥

血壓的定義是心臟打出來的血量乘上血管的阻力稱為「血壓」，西方醫學認為讓血壓盡量維持一定的水平一二〇／七〇 mmHg 比較健康，但若仔細思考就會發現其中大有問題。如果為了降低血壓而用藥物來減少血管阻力，那麼血量勢必要增加才能達到相同的血壓值，而增加血量就意味著心臟必須更努力工作，等於是增加心臟的負荷。

人體是個精妙的機器，會自己調整最適性的狀況。血壓值的高低每個人不同，上述的一二〇／七〇mmHg是正常健康年輕人的平均值，並不適用所有人。正因為每個人情況各異，隨著年紀漸長與性別的不同，血壓值不應該有所謂的標準。在這血管撐開的過程中，為了維持與本身適性不同的血壓值，會增加心臟負擔，長時間下來會造成心臟衰竭。國外許多醫學期刊指出，長期追蹤服用降血壓藥的一群人，在死後作屍體解剖，發現都有心臟衰竭的現象。

血壓偏高就是不健康？

在臨床上也看到很多七十幾歲的老人家，收縮壓只有一一〇mmHg左右，完全符合所謂的醫學標準，卻每天喊頭暈、心悸、喘不過氣，連走路都

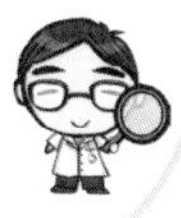

有問題，躺在床上爬不起來。反觀我那住在鄉下高齡九十一歲的叔叔，他血壓約一七〇／一〇〇 mmHg，從來沒有吃降血壓藥，身體卻很好，經常下田做農事。後來家人強行帶他去健檢，發現血壓高，醫生開了降血壓藥給他吃，結果一吃降到一四〇 mmHg，隔天竟然起不了床。

這就證明，隨著年紀越大血管會趨於硬化，所以血壓高是正常的，代表心臟還有力，如果靠藥物硬把他的血壓降下來，卻沒有適當的調養身體，反而會害他心臟無力、衰竭。

日本厚生省對數百萬人口做了二十幾年的觀察統計，發現那些血壓高於一四〇 mmHg，大約在一四〇至一五五 mmHg 的人；膽固醇高於二〇〇 mg/dl，大約在二〇〇至三〇〇 mg/dl 的人，這些人比低膽固醇、低血壓的人都壽命變長。

當然血壓太高容易造成心肌梗塞、腦中風……等心血管問題，所以我們必須讓血壓穩定，但那不代表必須一輩子吃降血壓藥，穩定與降低是兩回事。我收治的高血壓患者已超過萬人，扣掉肥胖患者瘦身後恢復正常血壓的，餘下的數千人是真正的高血壓患者，經中醫治療後都已完全不必再服用任何藥物。可見高血壓不是不治之症，實在沒有一輩子吃藥的道理。

高血壓是可以根治的

在我治療高血壓患者時，初期用的藥物，其功能只是調整血壓的輔助品，在調整的過程如能搭配回春功，讓患者的身體年輕化，恢復血管彈性，往後的血壓不會再往上升，從此不必再吃任何藥物，當然也就打破了「高血壓必須吃一輩子的藥」的迷思。

有位五十幾歲的患者陳先生，個性非常容易緊張，因為胸悶問題而去醫院檢查，被確診出狹心症，結果從此以後他的人生變得更加黑白。他開始每天擔心自己會死掉，擔心死後小孩沒人照顧，擔心這、擔心那的，晚上睡覺又怕壞人闖進來，看到新聞及政論節目就擔心這國家快亡了，長期下來血壓當然居高不下，大約一七〇／一〇〇mmHg。不久之後，又新增了許多病

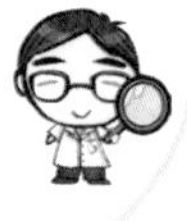

症：胃痛、手腳發麻、失眠……等。很明顯的，這位陳先生的病情因為自己給自己的精神壓力，而朝向更複雜的情況發展。這在醫學上大多會被判定為恐慌症或憂鬱症，中醫則稱為「肝鬱」。

雖然他是因為高血壓來找我，但我開給他的藥，主要是以疏肝解鬱，調整情緒的藥為主。同時要求他不要吃鹽，並教他一些修身養性的方法，叮囑他如果怕死就要努力學會自保之道。經過半年左右的治療，他的血壓就恢復正常了。目前已追蹤兩年多，血壓都還是維持在正常水平，這就是因為他的身體經過調養之後已經變年輕，五臟六腑恢復正常，心臟血管變得強壯，血壓自然恢復年輕人該有的水準。

另外一位患者鄭女士，六十多歲，身材削瘦，因為坐骨神經痛加上嚴重失眠來找我看診。剛來的時候，走路一跛一跛的，臉上浮現大大的兩個字「疲累」，她自述每天都全身痠痛，經常頭暈。因為睡不好及疼痛，讓她只能吃止痛藥及安眠藥度日，她活得很不快樂，想擺脫藥癮卻又無法承受不吃藥的痛苦。

她來看診前的平均血壓是一七〇至一八〇 mmHg 左右，吃降血壓藥之後大約一五〇 mmHg。由於鄭女士是腎虛體質，調理上我特別注重補腎益腎，改善她「心腎不交」所造成的失眠問題。用中藥調理之後不僅好睡，痠痛改善很多，血壓也恢復正常值。經過四個月的治療之後就不用再吃藥，追蹤到現在一年多了，血壓都還維持在正常的一二〇／七〇 mmHg。其實，當她開始能不靠安眠藥入睡時，就表示身體已經逐漸修復過來，血壓也主動調降了。誰說高血壓一定要吃降壓藥，有些人只要吃睡正常，血壓就能回復到年輕人的水平了。

還有一位何先生，有慢性肝炎、頭暈、健忘及性功能障礙等問題，只要一緊張血壓就飆到一七〇至一八〇 mmHg，屬於氣鬱血瘀體質。由於從事博奕工作，因此平常很容易緊張，每天心驚膽跳就怕賠錢。我用疏肝解鬱的藥來調理他的肝腎，再搭配活化血管的藥，經過半年的治療，血壓就回到正常值，頭暈、健忘的情況沒了，還能夠「再展雄風」。持續追蹤半年後，他的血壓一直都很正常，縱使碰到重大事件血壓也不會再飆到以前那麼高，目前

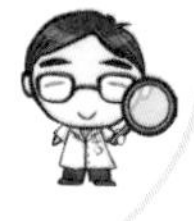

也是完全沒有吃任何藥物。

在我治療的醫案中，高血壓治癒的個案實在族繁不及備載，但他們治療時，剛開始都是中西合併用藥，只是吃藥時間需隔一個小時，待血壓正常後西藥減半，接著西藥停掉、只吃中藥，然後換中藥減半，直到血壓都正常最後再停中藥。如果追蹤一段時間，血壓都維持正常，就代表身體恢復健康了。高血壓並不限於哪種體質，好了還是會復發，一定要讓身體回復年輕，否則任何藥物都無法根治。

後天糖尿病一樣可以根治

中醫觀點認為糖尿病之因在於「脾」。痰濕、氣虛、溼熱體質是高危險群。中醫將消渴病（糖尿病）分為「上消、中消、下消」三大類：上消屬於肺臟功能的失衡，常口渴而大量喝水，卻很少排尿；中消屬於胃臟功能的失衡，肚子易餓食量大，但是大便體積不成比例且質地乾硬；下消屬於腎臟功能失衡，喝多少尿多少，一喝就尿，水分留不住，且尿液有甜味顏色呈白色混濁。

西方醫學將其分為四型：第一型糖尿病、第二型糖尿病、續發型糖尿病、妊娠期糖尿病。四型的症狀都相似，但致病機轉卻不同。第一型糖尿病一般是由於自體免疫系統破壞產生胰島素的β細胞所致；第二型糖尿病是由於組織細胞對胰島素產生抵抗；續發型糖尿病則由於β細胞功能衰退或其他多種原因引起；妊娠期糖尿病則與第二型糖尿病相似，也是源於細胞的胰島素抵抗，不過是由於妊娠期婦女分泌的激素所導致，通常分娩後會自癒。

日本是率先將後天的高血壓及糖尿病定義為「生活習慣病」（中文稱做「文明病」）的國家，此後世界各國跟進。這個定義非常符合中醫觀點，根據我收治的數千例糖尿病患者，發現只要把體質調回正常，再配合回春功法養生，則治療時程可以縮短，且只要後續能維持良好的飲食作息及固定運動，往後都可以不再發病。

患者陳先生是某公司董事長，平常熱心公益，參加北部的公益組織，過

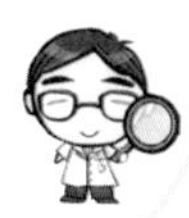

去不知道自己有糖尿病。某一天開車時突然頭暈，車一失控就衝到田裡面去了，但他當時也不以為意，沒想過去醫院檢查。後來，公益組織裡有位護理長幫大家驗血糖，不驗還好，一驗血糖竟高達六〇〇 mg/dl。好心的護理長立刻帶他去台北某醫院打胰島素，結果一打下去就暈倒了，他嚇到從此不再進醫院，最後在家人要求下來到診所找我看診。吃了四個多月的中藥調理，又按照我的囑咐乖乖養生，目前飯前血糖都維持在一百零幾，飯後血糖都在一三〇 mg/dl 以內。

另外一位楊先生也是被確診為後天糖尿病，由於不想吃一輩子西藥，所以尋求中醫診治。他的情況是夜尿特別多，中醫叫「下消」，雖然外型壯碩卻很容易腰痠，又有攝護腺腫大的問題，典型的重看不重用。血糖值很不穩，就算吃了降血糖藥也不甚有效，平常飯前約一五〇 mg/dl，飯後約二六〇 mg/dl。我開了補腎、健脾、養肝的中藥給他吃，調養三個月後，飯後血糖降到一三〇 mg/dl 以內，飯前約一〇〇 mg/dl 左右，目前已不吃西藥，中藥正在減量慢慢停。如果能夠再實施七周回春法的話，相信他終其一生可以不必再吃藥了。

還有一位患者王小姐，是個忙碌的台商，整天飛來飛去往來兩岸，在某次會議中突然頭暈到無法說話，差點失去一筆大生意，才想到該去醫院做個健康檢查。檢查結果原來是糖尿病作祟，沒有家族史、沒有遺傳，純粹是後天導致的。聽了同樣是台商的朋友建議找上我，剛來時，她的血糖高達三七○mg/dl，吃降血糖藥大概降到兩百多，本身很喜歡吃甜食所以比較福態，走路會喘，兩個月內昏倒過兩次，還有心肌缺血的情況。我立刻要求她減鹽戒糖，再加上中西藥物合併控制，經過八個月治療，目前飯後血糖約一二○mg/dl，飯前血糖約一百左右。

我特別交代不可以再恢復以前的生活，尤其是甜食絕對要嚴禁，否則無法根治。她剛開始聽到要戒糖，簡直快抓狂，說她不吃甜的會死，我回說：「妳繼續吃甜的才會死，死於糖尿病併發症。」她大概是被我嚴厲正經的口吻給嚇到了，不發一語地看著自己凸凸的小腹。我見她心中似乎鬆動了些，便和婉地跟她說：「這只是暫時的，只要身體調養好，先把健康找回來，往後還是可以偶爾吃甜食，並不是要妳一輩子都不能碰甜的。而且妳這麼愛吃

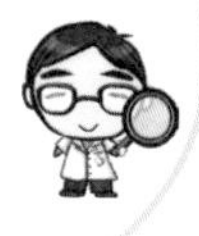

甜食是因為糖上癮，並不是真的愛吃，等妳戒除了糖癮，會發現其實甜食對妳來說並沒有這麼重要。」她聽我這麼一說，眼睛裡又重新散發出晶亮有神的光芒，相信此後甜食已無法左右她的人生，不管是事業還是身體健康，她都能自己做主。

目前為止，我收治的糖尿病個案已近千例都不需吃藥，除了第一型糖尿病無法根治之外，其他型的糖尿病幾年下來都可以完全不用吃藥，血糖維持正常。我要求他們往後要控制飲食，以及固定運動，重新恢復功能的 β 細胞及胰島素受體細胞維持健康年輕的狀態，如此一來才能真正的治癒，不再復發。

熟女二度發育，胸部由A罩杯變成C罩杯

有一位南部上來的患者周女士，說要帶女兒來豐胸，雖然這對中醫來說

不是難事，但像她這樣直接挑明說要豐胸的倒是頭一個。她女兒當時二十九歲，發育不良胸圍只有A罩杯，我幫她把脈之後發現是「脾腎兩虛」，推測應該是當初青春期就沒調養好，才會錯失胸部發育的黃金期。

吃中藥調理約五個月之後，她就增大到C罩杯。周女士看了很心動也想要豐胸，我說：「妳都五十三歲了為什麼還要豐胸？」她說：「我也是女人啊！只要是女人，想變美、變年輕的心願不管是哪個年齡都一樣啦！」

周女士因為曾生育哺乳過，又打退奶針，所以胸部萎縮下垂，調理前的胸圍大約在A^{+}至B^{-}之間，經過半年調整體質後，重新恢復小姐時期的C罩杯且變得堅挺。

母女倆開心得要命，還說女兒終於有機會嫁出去了。我納悶胸部大小有影響到婚姻這麼嚴重嗎？很多患者都不豐滿卻也結婚生子，周女士何出此言？

原來她女兒曾經有位男朋友，在冬天認識，交往幾個月之後覺得彼此興趣相投，個性很合，雙方有了結婚的共識。但到了夏天，有一次她穿上比較

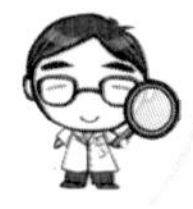

清涼的上衣去約會，沒多久男朋友就變得淡淡的，甚至對婚事絕口不提，再過一陣子突然提分手。女兒很傷心，就透過共同的朋友側面打聽，才知道原來男友嫌她胸部太小。剛開始交往時因為是冬天，衣服厚重看不出身材，等到夏天衣服輕薄曲線畢露，她的A罩杯又沒加工，才讓男友打了退堂鼓。我聽了之後，恭喜她說：「那很好啊！像這麼注重外表的男生，以後大概不會疼妳，不要也罷，將來一定可以找到一個懂得欣賞妳內在的好男人。」

之後，雖然已經不需要繼續豐胸，但母女倆還是會在季節交替時找我拿藥調養。沒多久女兒來看診時，說又交了一位新男友，剛好又是在冬天認識，她說這次一樣要測試這個男的會不會在意身材。結果冬天都還沒過去，她男友已經跟她求婚了。她很開心的帶未婚夫來找我，說要一起調身體，因為她們計畫結完婚，就要馬上生小孩。我幫她未婚夫診了脈，並沒有什麼大問題，便對他們說：「放心，妳結婚之後肯定可以有『入門喜』，你們都很健康，將來小孩肯定也會是個壯小子啦！」

我手邊有數千例個案，不到三十歲就停經，都是脾腎兩虛。這些人有八成都是小胸部，等到身體調理好之後，很多都由A罩杯升級到C罩杯。其實，只要用中藥調理配合實踐回春方案，就能讓身體變年輕。女孩子如果想讓胸部發育，理論上只能在青春期，但若透過後天人為的方法讓身體回春，重新喚起脾胃功能，讓女性性徵的功能恢復，還是有機會在熟齡時期二度發育。

皺紋、斑點、黯沉
自然變淡消失

有人說，臉皮是女人的第二生命，可見女性朋友對於臉部肌膚的重視程度真的超乎男人的想像。診所有位三十歲的患者王小姐，臉上斑點很多，皮膚黯沉粗糙，眼周小細紋明顯可見，法令紋也冒出來，看起來像五、六十歲，她是因為連續好幾個月沒有月經，才來調身體。她身高一六三公分、體重五十八公斤，並不算胖，但體質屬血虛、血瘀，而且還有脾虛的情況。

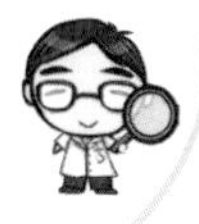

這種體質是最容易讓外表看起來「臭老」（台語）的體質。女生的斑點、皺紋、黯沉問題，都與缺血及肝腎功能不佳有關。而且脾虛的女人老得快，我手邊那五千多例不到三十歲就停經的個案，她們的共通點就是脾虛，腸胃出問題。由於脾統血，女生以血為主，血足才會漂亮。脾氣虛則消化吸收不良，血生成速度慢，就老得快。

王小姐喜歡吃生冷食物，每天早上都喝一杯蔬果汁當早餐，不愛動，工作壓力大，又是個甜食狂，每天下班一定要吃甜食，有明顯的糖癮現象，而吃糖過量也會造成老化，所以她的外表就在這些因素的交互作用之下急速衰老了。

我花了七個月的時間幫她補血、補腎、調肝、活血，又要求她限鹽、限冰、限糖。到了第八個月，月經就恢復來潮了，且皺紋、斑點消失，皮膚光滑細緻，同事還以為她去做微整形，不停逼問她是去哪一家做的，居然完全看不出加工痕跡。

為了取信於同事，王小姐只好帶她們來跟我對質。我笑說：「這有什麼大不了的，值得妳們一群人千里迢迢來跟我求證？」只見這群熟女異口同聲地說：「是沒什麼大不了，但我們也想要靠中醫來作無痕微整形啦！」

年過四十五歲依舊懷孕生子

一般認為年過四十五歲就很難懷孕，而有自體免疫疾病的人更是沒「子」望。因為這些免疫疾病都需要長期吃類固醇及免疫抑制劑來控制病情，如果準備懷孕，則懷孕中與前後一年都不能吃類固醇，否則將影響胎兒；但不吃的話，母體的病情可能會惡化，等於是拿母親的命來換小孩的命，風險非常高，所以通常醫生都不建議懷孕，不過，這在中醫領域並非不可能。

曾女士是數年前來找我看診的一位硬皮症患者，但她是為了懷孕生子才經由朋友介紹找上我。她說自己的身體一直都不算太好，在二、三十年前就

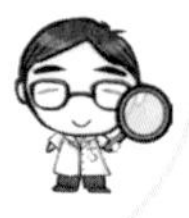

發現罹患硬皮症，不過，因為沒有惡化或其他併發症，所以後來也沒持續吃藥，就這樣繼續過日子。直到結了婚想生小孩，才想好好調身體。

在這之前她也給醫院檢查過，當時大約四十五歲，醫生說輸卵管沒有阻塞應該可以懷孕，但嘗試了一年，就是無法自然懷孕，當時的醫生還建議她乾脆做人工受孕。他們並不是經濟狀況很好的家庭，領有重大傷病卡的身體也總是這裡痛，那裡不舒服的，花在身體健康上的開銷已是不小的壓力。她前思後想，這筆開銷太大又不能保證中獎，實在承受不起花了錢卻失敗的後果，於是就來找我看診了。

我說：「想懷孕可以，但前提是身體必須先調養好。」因為她無法懷孕與硬皮症有關，雖然是高齡產婦，但卵巢、子宮、輸卵管都沒問題，只要讓身體的機能恢復年輕狀態就有機會受孕。後來我大約花了五個月的時間，讓她吃藥、針灸，她已等不及的問我是否可以懷孕了。我看她狀況還不錯，就叫她放心「做人」去，結果當月就懷孕了。

MEMO

硬皮症（Systemic Sclerosis）

硬皮症是一種自體免疫疾病。主要病徵是血管內的膠原結締組織過度增生而沉積在皮膚、血管，造成皮膚緊繃、硬化及血管內壁細胞異常增生，引發血管疾病。沉積也可能發生於身體其他器官，如：肌肉、關節、內臟等器官。因病徵最常出現在皮膚，造成皮膚硬化凹凸不平，故稱「硬皮症」，好發於二十至四十歲之年輕女性。

通常女性超過四十五歲就很難懷孕，但中醫認為只要「天葵未竭（還有月經），地道通（卵巢、子宮、輸卵管都正常）」，就有機會懷孕，成功率很高，而且生男生女都沒問題。我收治的高齡產婦及不孕症患者已有數千例，最高紀錄是幫一位五十歲的婦女成功受孕。

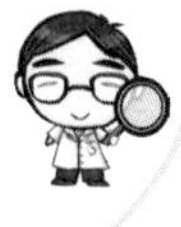

豪門媳婦，難以承受的生子壓力

還有一位罹患不孕症的豪門媳婦，因為三代單傳，生子壓力非常大，簡直是台灣版的雅子妃，嫁過去沒多久就因為不斷被催生而得了日本人說的「適應不良症」，其實就是憂鬱症。

她公公也是我的患者兼好友，帶她來的時候，只見她整個人侷促不安，笑容很僵、很假，像是小媳婦被硬逼來看診。我找藉口把公公支開，單獨留她在診間，開導她說：「妳不要擔心生不出來，妳一切正常，只是情緒影響受孕，我幫妳開一些紓解壓力及調養身體的藥。妳這樣的個案我看多了，大家都成功生了好幾個。給妳自己信心，也對我有信心點。」大概是被我胸有成竹的氣勢給說服了，離開前她的表情變得輕鬆許多，道別時的笑容看得出來是發自內心的微笑。

其實她的身子有些不易受孕，是普遍的脾腎兩虛引起的不孕，但情緒因素更大，為了安撫她，我特意說了白色謊言，但是她只要乖乖吃藥，脾虛問題是很容易解決的。我把她公公又叫進來叮囑，要他別給媳婦壓力，媳婦正常得很，只是太緊張了，只要心情放鬆就可以順利懷孕，要他吩咐兒子帶媳婦出國度假「做人」，不要整天在家被他盯。這位富豪公公也不是省油的燈，立刻回說：「樓醫師，我要男孫啦！」我笑說：「知道啦！你家三代單傳是吧，包生男的藥方有加進去了，你放心吧！」

一年半之後，診所櫃檯出現了一堆雞腿油飯，看到外包裝貼的一張名片，我就知道是誰家添丁了。

二〇〇公斤胖美眉變五十六公斤辣妹

過去在員林執業時，因為幫助一名近二百公斤的男患者成功瘦到七十幾公斤而爆紅。一傳十、十傳百，沒多久就收治了約數萬名肥胖患者，其中體

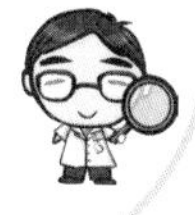

重破兩百的「超級重量級」患者也高達數十位，但自從拙作《算病》及《算大限》出版之後，來找我減重的人少了些，看其他重症的人多了好幾成。經過好長一段沒有重量級患者的日子，某天診所來了一位長相非常甜美的「巨無霸」美眉，因為太久沒看到這樣的個案，反而對她特別有印象。

吳小姐是在銀行上班的小資族，因為工作的關係壓力很大，無形中養成了只要感到焦慮就狂吃的習慣，又很喜歡喝冰涼的飲料，尤其是外面賣的搖搖杯，又甜又涼對她來說超級紓壓。因為愛吃又不愛動，身材越來越發福，直到月經紊亂且體毛越長越多，才到醫院去檢查是不是身體出了問題，結果原來是罹患了「多囊性卵巢症候群（PCOS）」。

MEMO

多囊性卵巢症候群（Poly Cystic Ovary Syndrome）

多囊性卵巢症候群主要的臨床症狀包括：月經異常（不規則出血、經期過長、無月經）、多毛、體重增加、青春痘增多、合併卵巢呈現多發性的囊狀腫大……等等。形成的原因不明，但研究發現有高達九十三%的患者，其女兒也會出現相同的問題，顯示可能有遺傳性。若沒有適當的月經週期，則子宮內膜可能因此增生，甚至增加子宮內膜癌的危險。患者結婚後面臨生育時，因為長期不能正常排卵，通常也有不易懷孕的問題。

醫生建議她減肥才能改善病情，但體重突破一百二十公斤的吳小姐，已經無法用一般的節食及運動來減重。她的膝關節因為長期承受體重壓力，變得比同齡女子脆弱，並有退化跡象，顯示身體年齡已經比實際年齡老了二十多歲，若為了減重而固定運動的話，反而會加速傷害關節。由於醫生的建議對她來說都很難配合，於是決定尋求中醫的協助，透過親友介紹找上了我。

我瞧她的樣子又幫她把脈之後，確定她是氣虛體質。開了補脾益腎的藥幫他調整體質，並要求她限冰、限糖，同時教她利用生理週期來減重。剛開始因為月經週期不規則，比較難抓到正確的時機，後來中藥開始出現效果，

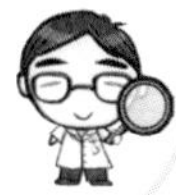

月經週期趨於規律，生理週期減肥法就開始奏效了。

最後花了一年多的時間，她從一百二十公斤瘦到五十六公斤，成功甩肉六十四公斤，而且月經從此規律正常。由於當時沒有要求她做回春功法，所以效果慢了些，若有加上功法我相信不需一年就能有此成效。診所的工作人員都誇她瘦了之後更漂亮了，頻頻起鬨說要幫她介紹男朋友，結果她靦腆害羞地回說：「我早就有男朋友了啦！」

西方醫學認為減重不宜太快，一週減一公斤比較恰當，但其實如果體質變好，身體各方面的功能正常，代謝功能、內分泌正常，沒有不舒服症狀，那麼多減幾公斤也不會對身體造成什麼負面影響的。

推翻「五十歲之後減肥無法成功」的說法

在著手準備這本書的寫作時，某天突然看到一則網路新聞說：「……過了二十五歲以後，基礎代謝率就會開始下降，大約每十年約下降五至十%，也就是說當我們五十歲時，基礎代謝率（BMR）已經降低了十五至三十%，這也是為什麼很多人五十歲以後身材逐漸走樣的原因，所以五十歲以後才想減肥很難成功……。」

看到這則新聞時，想到自己也是超過五十歲的人了，從開始執業以來體重一路往上升，這幾年更是沒有低於八十公斤。雖然有固定運動，但也只是為了養生，從來沒有特意減重；再低頭看看自己的肚子，嗯，的確是比年輕時凸出了許多，一時間突然興起減肥的念頭。

以中醫觀點而言，不管幾歲都可以減肥成功，別說是五十歲了，就是六十歲、七十歲也可以，只是有沒有這個必要而已。中醫不講究體重，只在意身體是不是健康，五臟六腑是否年輕。人的體重之所以隨著年齡增加，原因就在於身體的老化，這也與西方醫學的論點相符，所以只要保持年輕有活力的狀態，自然而然就不容易發胖，並且健康不易生病。中醫減重的理論其實很簡單，就是把體質調整到趨近於平和，如果是因疾病才肥胖就先治病，病

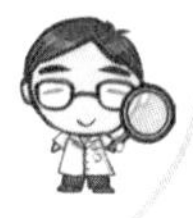

好之後體重自然就降下來了。

至於老化的原因第二章有說明，在此先不贅述。為了讓所有讀者都對變瘦、變年輕更有信心，我決定以自己當實驗鼠，親自試驗一套回春的方法。這套方法結合了回春經絡拳、補益脾腎的功法、體質調養、飲食節制。具體的執行辦法在第六章有詳細的說明，有興趣的讀者可以先翻到第二三九頁一睹為快。

我在短短兩週內就瘦了七公斤，大約一個月的時間就瘦了九公斤，腰圍減少了五吋。聽診所的同仁說，有患者因為我瘦太多、肚子消了而不認得我，一直質問他兒子為何換了醫生幫他看診，兒子跟他說沒換醫生，他還不信，硬是折回診間看我，我抬頭瞧見他探頭探腦的，給他比了個只有他跟我知道的手勢暗號，他才笑著確定是我本人沒錯。

對於減重，多數人都認為一定不能吃太好，不能隨心所欲地吃，否則再怎麼減也沒用，但我臨床上的觀察卻非如此。據我診所的數萬筆減重患者研究統計，發現要這些人少吃點，或是只吃特定的食物、低熱量食物，對他們來說非常困難。首先，是因為這些人之所以食量比一般人大，有九成是源自於壓力，不同的壓力卻造就出一樣的紓壓方式，就是吃，不停地塞東西進胃裡，彷彿肚子滿了空虛的心靈也能獲得充實。

再來，就是無法自行料理三餐，全都是外食族。對於這樣的患者，不能要求太多飲食上的限制，否則他們情緒越鬱悶會吃越多，吃完又產生強烈罪惡感，有的人會去挖吐或身體自發性的嘔吐，不停惡性循環，最後不只是胖而已，連身體都被搞壞了。為了這些患者，我特地研發了這套超級不嚴格的節食法。請看下面的這份表格，這是我開始減重之後的飲食紀錄，因為不到四十九天就瘦到我想要的理想體重，所以並沒有紀錄到整整四十九天。

讀者們應該可以發現，短短一個月內，我就吃了八次大餐，而且都是在「據說很難消耗熱量」的晚餐時間吃。什麼義式料理、燒烤、日本料理、西班牙料理、炸豬排飯、台南擔仔麵……，完全不忌口。期間曾到大陸去了幾天，被老師請去吃道地的中華料理，各位都知道中華料理的熱量是世界料理中的前三名，我這樣跟著老師吃，回來照樣瘦。

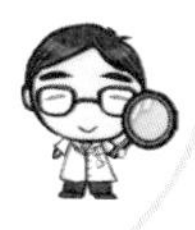

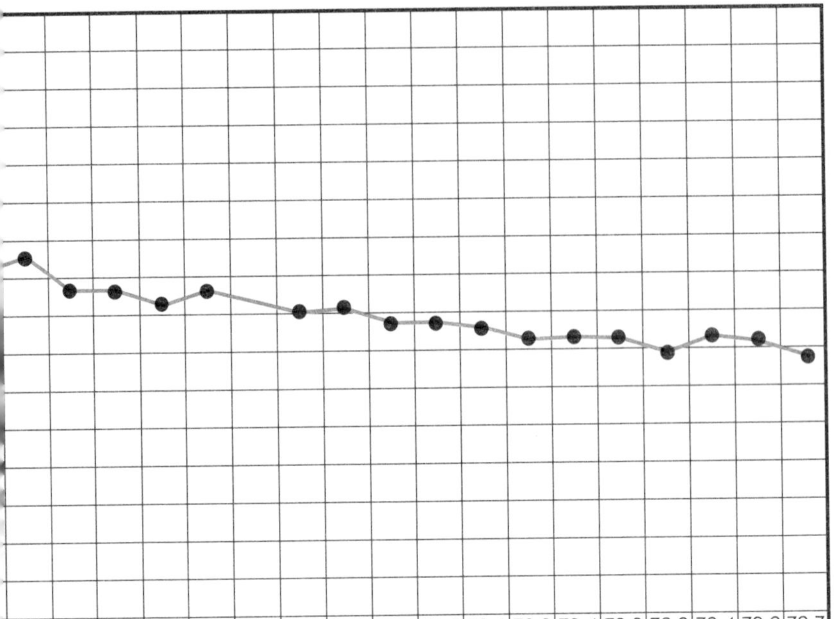

日期	9/27	9/28	9/29	9/30	10/1	10/2	10/3	10/4	10/5	10/6	10/7	10/8	10/9	10/10	10/11	10/12	10/13	10/14
體重	75.6	74.8	74.8	74.3	74.6		74	74.1	73.8	73.8	73.6	73.3	73.4	73.3	72.9	73.4	73.2	72.7
備註	晚餐在家裡吃	吃台南擔仔麵	下午三點外食——義式料理，晚餐吃一根香蕉和一點葡萄	晚餐七點二十外食——叉燒肉便當			晚餐外食——烤肉	晚餐在家裡吃	晚餐外食——吃日本料理	下午三點外食——義式料理，晚餐外食——西班牙料理	晚餐外食炸豬排飯	晚餐在家裡吃	晚餐吃一點水餃	晚餐吃四顆水晶餃、豆腐與海帶味噌湯	晚餐買外面自助餐的菜，搭配自己煮的糙米飯	晚餐外食——烤肉		

附錄

樓醫師減重紀錄

81
80
79
78
77
76
75
74
73
72
71
70
69
68
67
66

體重	81.6	81.0	80.4	80.4	79.4	79.0	78.9	78.5		77.2	76.8	77.8	77.8	77.8	77.8	76.2	76.2	7
日期	9/8	9/9	9/10	9/11	9/12	9/13	9/14	9/15	9/16	9/17	9/18	9/19	9/20	9/21	9/22	9/23	9/24	9
飲食紀錄									早餐沒吃	晚餐在家吃	晚餐外食——義式料理					中餐外食——燒烤	晚餐在家裡吃	

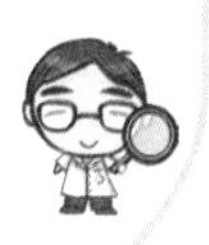

看到這裡大概很多讀者們都會質疑，覺得不可能。但其實讓我瘦的關鍵不在於我每餐吃多少熱量，而是我吃的時間、吃幾分飽，還有在平常時間裡我都吃了些什麼。十九天內吃八次大餐聽起來有點扯，但只要仔細想想就不難發現奧祕。如果以一個月三十天、一天吃三餐，一個月總共吃了九十餐來算，那我吃八次大餐也不過是佔了八％而已，應該不過分吧！

其他時間我則挑選適合個人體質的食物來吃，比較幸運的是家有賢妻，能幫我準備健康的餐點，比起完全的外食族來說，我是佔了點優勢沒錯。但外食族也請不要因此就放棄自己，只要選對食物，少吃高油、高鹽、高糖的食品，並確實執行回春功，還是有機會在七周內就變瘦、變年輕！

第2章

生病，是因為身體提早老化

腎主先天，脾主後天。
人之壽夭與這兩方面都有密切的關係，
即人的壽命長短既決定於先天的遺傳，又需有後天的保養。
如果先天不足，但能得到後天的適當調養，
可以在一定程度上彌補先天之不足。

美國萬克博士曾發表說：「老化的原因是細胞數目減少，事實上當人體細胞由六十兆減少至四十五兆時就會死亡。」一般認為老化的症狀包括：鬆弛的皮膚、疲憊、虛弱及易感染疾病、每況愈下的思考、記憶、神經過敏、食慾不振、氣力減退、老人癡呆、視力減退……等。

醫學上所謂的老化，就是身體（細胞與組織）使用一段時間之後，因為耗損而逐漸走向衰敗，最終迎向死亡。以細胞學為例，正常的人體細胞平均分裂五十次之後就會自我消滅。也就是說，如果外在環境完全沒有對人體造成負面影響，以細胞分裂週期為三年去推算，則人類的自然壽命應為一一〇至一五〇歲。

《尚書．洪範篇》中提出：「一曰壽，百二十歲也。」《黃帝內經》也提到人的壽命應為百歲；《素問．上古天真論》中說：「上古之人，春秋皆度百歲，而動作不衰。」可見中西醫學觀點都認為人類的正常壽命應是一百到一二〇歲。

但這百多年來，由於地球污染嚴重，我們的食、衣、住、行無不加速細胞的死亡，或是造成細胞變異。一旦細胞分裂停止，組織修復的能力變差，免疫及代謝型細胞減少，各種疾病及感染症、癌症就會趁虛而入。例如：細胞突變導致癌症；免疫細胞減少或進行消除廢物的工作量增大，導致無法清除癌症致使癌症坐大；代謝型細胞的功能衰退導致糖尿病、肥胖、不孕、失智、消化不良、代謝廢物過度堆積……等，而代謝廢棄物又導致心臟病、高血壓及其他慢性病，使得原本能用上一百多年的肉體，最後只剩數十年。

從細胞看老化

西方醫學認為人類之所以老化，是由於細胞新生的速度比不上細胞死亡的速度，導致各組織器官的功能衰退；當組織功能衰退到某種程度時，就是疾病的開始。隨著病程的發展，細胞死亡猶如骨牌效應一般越演越烈，範圍越發擴大，引起器官的衰竭，最後導致個體死亡。目前科學界認為有二個重要的因子與細胞或是個體的老化有關。一是保護細胞染色體的端粒結構，二

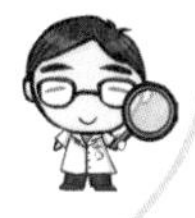

是氧化的傷害。

端粒結構與老化

細胞的「端粒酶（Telomerase）」會製造特定的「端粒結構（Telomere）」，來保護染色體的端點。當我們還在娘胎裡時，端粒酶會把染色體端點的「保護罩」製造出來，功成身退，這種端粒酶在正常細胞中就消失了，所以端粒這頂保護罩的長度是固定的。往後細胞每分裂一次，端粒就會縮短一些，隨著細胞分裂的次數增加，端粒就越來越短，所以正常細胞只能分裂一定的次數，平均大約是五十次。

最後，當端粒結構不足以保護染色體的端點時，染色體所攜帶的遺傳資訊——DNA，就會在分裂過程中受到損害，拷貝出與母細胞不一樣的DNA，緊接著細胞就會失去分裂的能力，也就是所謂的細胞老化，最終迎向凋亡。

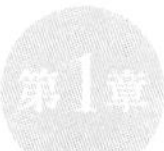
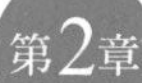

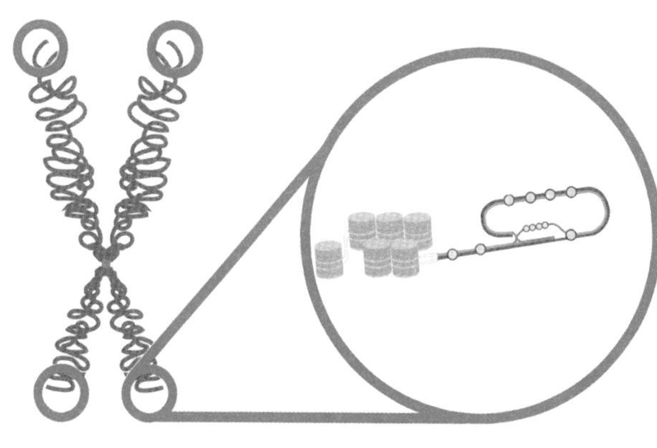

端粒示意圖

這個理論在遺傳性疾病「早衰症」中得到證實。這類患者的端粒結構長度比同年齡的正常人短很多，可知端粒結構在細胞裡無法再生或修復，證明端粒結構失效是造成老化的原因之一。另外一個快速老化的例子是人造生物「桃莉羊」，牠在二〇〇三年誕生，存活不到四年，科學家研究牠細胞裡面的端粒，發現比正常的羊短很多，再次證實端粒與老化有直接關係。

老化問題向來最受女性重視，於是腦筋動得快的保養品業者開始拿端粒研究來做文章。筆者曾在電視購物

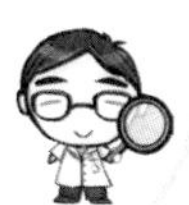

頻道上看到一款保養品標榜能夠補充端粒酶到皮膚細胞裡面，讓它修補端粒結構，達到抗老回春的效果。聽起來簡直棒透了，但細胞真的可以返老還童嗎？

追求青春永駐，可能會罹癌？

事實上，只有生物體內的癌細胞才是青春不老、永生不死的，只要繼續供給養分，癌細胞可以無限制的分裂下去。告訴大家一個令人氣餒的消息，在正常的細胞裡面端粒酶含量非常少，有些甚至沒有端粒酶，且研究發現，在八五至九〇％以上的癌細胞中，可以偵測到大量活化的端粒酶。

雖然理論上永生不死的細胞與癌細胞不能直接畫上等號，但這項發現卻讓科學家質疑細胞的端粒酶的表現如此異常，與癌症細胞相同，兩者之間的關係無法被忽視。

目前，科學家認為細胞癌化的機制並不止於端粒酶的增加，還與致癌基因、抑癌基因及致癌物質……等有很大的關聯，並非僅是端粒酶活化及高度表現就能導致細胞病變造成癌化，這樣的理論在近幾年也得到了一些證實。許多研究發現以端粒酶來進行抗老化時，會在一些細胞中引起癌症基因的活化，或是將某些細胞的抑癌基因刪除，然後再使細胞大量表現端粒，最終造成癌化。

此外，還有許多報告指出癌細胞、發炎細胞及變性細胞的端粒長度及端粒酶的含量、活性，皆與正常細胞不同，而端粒酶的活化可以維持細胞端粒的長度，而達到細胞不死，以上這些研究結果都指出端粒酶在癌症形成過程及形成後，都扮演很重要的角色。

所以，基本上細胞是無法藉由補充端粒酶來返老還童的，先不談這種技術是否已經成熟，光是在過程中可能導致個體罹癌的疑慮，就已經讓醫學界暫時打住這種想法了。

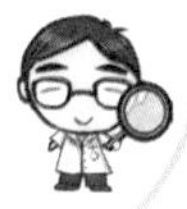

氧化傷害與老化

動物生命的維持需要從外界攝取食物，細胞內的發電廠「粒線體」會將食物轉化成能量，來維持內部的結構及運作。但在食物轉化成能量的過程中，會產生氧的自由基這種副產品，這些自由基會傷害細胞的DNA或細胞膜。如果細胞修復的能力不足，損害逐年累積，細胞老化及凋亡越多，就會導致個體老化。

為什麼食物在轉化過程中會產生自由基？原因是細胞「漏電」了。從細胞獲得食物的養分開始，直到轉化成電能驅動細胞做工，這個過程的步驟既漫長又複雜，有層層關卡、道道工序，電子們在粒線體之間傳來傳去，用化學形式產生細胞所需的能量，剩餘的電子最後被細胞內的氧分子捕捉，形成氧的自由基。氧的自由基會攻擊細胞膜及細胞內的胞器，當然連DNA這種重要的遺傳資訊儲存庫都不能倖免。當DNA被攻擊而發生損傷時，不消說也知道會發生什麼事了。

不過，人體裡面同時也有相對的機制可以清除這些自由基。但百密總有一疏，總會有漏網之魚在細胞裡面持續造成傷害，因為自由基是連鎖反應，除非把它滅了，否則一個自由基可以不斷地和其他分子發生作用。當這些傷害累積越多，而修補能力不及時，緊接而來的就是細胞的老化及凋亡，最終引發疾病與個體死亡。

老化原本就是宇宙法則的一環，有生就有死，生與死的過渡期就是老化。如果地球上的任何一種生命具備永生不死的能力，那麼地球早就被擠爆了，這種情況是不被宇宙法則所允許的。事實上，人類早在數千年就發現了這個道理，所以中國的老祖先們把研究重點放在如何「壽終正寢」，也就是在整個生命過程中，盡量保持健康的身體，在自然狀態下無病無痛地走完一趟生命之旅。

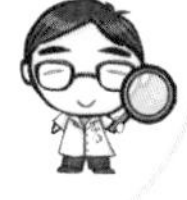

中醫怎麼看待老化

中醫將人體分為兩大部分，一是形而上的「氣分」，又稱為「陽」，看不見、摸不著，但主導人體的功能變化、機能轉換、能量運用。二是形而下的「血分」，又稱為「陰」，就是看得見、摸得著的組織、器官、體液、血液、津液、乳汁……等物質。〈素問・生氣通天論〉有云：「陽氣者若天與日，失其所則折壽而不彰。」如果把人體比喻為機器，那麼「陽氣」就是電，一部機器沒有電就不會動，人體如果沒有陽氣就會死亡，所以陽氣是決定一個人生、老、病、死的關鍵。

中醫生理學將人體依照功能及特質歸納為五臟——心、肝、脾、肺、腎，以及與之互為表裡的小腸、膽、胃、大腸、膀胱，還有統合、聯絡五臟的三焦，保護心臟的心包，總計五臟六腑。這五臟六腑各自都具備了「血分」及「氣分」，也就是同時具備了有形與無形的兩部分。例如我們常說的腎陰、腎陽，就是指「腎」的實質運作體及推動腎臟作功的能量。

隨著年紀漸長，五臟六腑的「血分」及「氣分」會逐步消耗而有所不足，導致該臟腑的功能由盛轉衰。《靈樞．天年》中說：「五十歲，肝氣始衰，肝葉始薄，膽汁始滅，目始不明。六十歲，心氣始衰，苦憂悲，血氣懈惰，故好臥。七十歲，脾氣虛，皮膚枯。八十歲，肺氣衰，魄離，故言善誤。九十歲，腎氣焦，四藏經脈空虛。百歲，五臟皆虛，神氣皆去，形骸獨居而終矣。」即指出隨著年齡的增長，各臟腑逐漸發生的虛衰現象，就是衰老的表現。

「腎」與「脾」主導老化過程

五臟六腑當中，有兩個臟特別與老化有關，就是被稱為先天之本的「腎」，以及後天之本的「脾」。

中醫學所說的「腎」包括腎陽與腎陰兩方面。《難經．三十九難》則言：「謂腎有兩臟也，其左為腎，右為命門。命門者，謂精神之所捨也，男

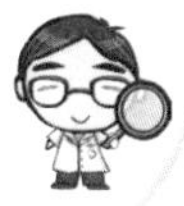

子以藏精，女子以繫胞，其氣與腎通。」所以腎又被稱為「命門」，腎陽則是「命門之火」。

腎陽這把火就像太陽能夠溫暖人體周身，讓氣機運轉正常；又像樹根供應養分給樹幹、樹枝及樹葉，讓整棵樹茁壯成長。腎陽是人的真氣、元氣，是維持生命及各項機能活動的能量來源，是人體周身陽氣運行之本，就好像發電機或幫浦，產生能量之後再傳輸到各個臟腑，臟腑得其氣，就能推動血脈運行、百骸通暢。

腎陰就是腎精，隨著人體的生長發育，腎精與腎氣一樣也有一個充實、衰退的消長變化。精是人體血液產生的重要基礎，由於「精血同源」，所以精的不足又勢必導致血之不足，精血的虧虛也是人體出現各種衰老表現的重要原因。如朱丹溪《格致餘論》中所說：「人生至六十、七十以後，精血俱耗……頭暈目眵，肌癢尿數，鼻涕牙落，涎多寐少，足弱耳聵，健忘眩暈，腸燥面垢，髮脫眼花，久坐兀睡，未風先寒，食則易飢，哭則有淚。但是老境，無不如此。」由此可見，腎陰不足導致精血的虛衰，是人體衰老的原因。

而腎陽除了可以溫煦全身，增強生命活動功能外，還與泌尿、生殖、內分泌……等多種系統有關。所以腎陽不足會出現精少、月經閉止、記憶力減退、牙齒脫落、耳鳴耳聾、畏寒肢冷、夜尿頻數、性功能減退……等一系列衰老的徵象。腎陽不足還會導致全身的陽氣衰微，特別是影響到脾而引起脾陽虛衰，從而出現運化能力下降，不能把水穀精微正常地吸收和輸佈到全身，又進一步加速了衰老的進程。

由於「氣」是維持正常生理功能的能量，而「血」則是營養人身的主要物質。脾胃為人身後天之本，是產生和運化氣血的重要臟腑。人體之氣血來源於稟受父母的先天精氣，同時也來自飲食而吸取的水穀精微，和存在於自然界的清氣，經人體的脾胃、肺、心等臟腑的綜合作用而產生「氣」和「血」。所以脾胃在氣血的形成中有非常重要的作用。

氣血是否充沛，運行是否通暢，對人的人體活動有極大的影響，正如《靈樞．五味》篇中所說：「穀不入半日則氣衰，一日則氣少矣。」而氣血

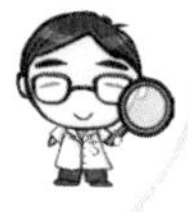

的虛衰又與衰老有非常密切的關係，正如《靈樞·營衛生會篇》中所指出的「老者之氣血衰」。此外，脾胃還發揮著滋養和補充先天之腎氣的作用，所以其與先天的關係是相輔相成、相互依存的，而脾胃功能的好壞直接決定著氣血和腎氣的生成，所以在人體衰老過程中有重要的影響。

腎主先天，脾主後天：人之壽夭與這兩方面都有密切的關係，即人的壽命長短既決定於先天的遺傳，又需有後天的保養。如果先天不足，但能得到後天的適當調養，可以在一定程度上彌補先天之不足；即使先天充足，但後天不注意保養，同樣也不能「盡終其天年」。所以先天不足與後天失調，及脾腎虛衰是發生衰老的根本原因。

第3章

現代人為什麼老得快

隨著科技進步，人類不斷的過著與天性、天道相違背的生活，
使身體提早老化而無法壽終正寢。
世界的百歲人瑞寥寥無幾，可見越少接觸現代科技產物，
生活過得越簡單反而越少病、越長壽。

一般人對於老化的認識太少且太狹隘，導致對於自身的健康狀態毫無警覺，甚至以老為好。老化不僅是指中年邁入老年的過程，若兒童提早成熟，也是老化的一種，代表這孩童的生命進程比同齡的小孩走得快，相對地，餘命就縮短了。別人花十二年的時間才走到青春期，他卻只花十年、八年就走到了，他的父母親或許還慶幸孩子長得高、長得快是好事，但生命被如此壓縮，有何可喜？令人堪慮。

再者，「老化」這件事對於女性的警示，似乎遠比男性高。因為一般人對於「老化」的認知大多只在外表的皺紋、斑點及髮白，最多就是體力衰退，不知疾病與老化息息相關；而女性通常較在意外表，所以只要開始出現小細紋，女性就會有所警惕。

但男人相較於女人，天生就不易長皺紋，體力也比女人好，如果沒有出現明顯的體力衰退或性能力衰退，通常都不會發現自己正逐漸老化或早衰。綜觀世界各國人民的平均壽命，幾乎都是女性比男性長壽，或許也跟女性愛美，較注重健康與提早抗老有關。

在抗老化的這條路上，過去都只著重在女性的外表，如今筆者想藉由本書的出版勸誡大家，抗老化不該只有女人關注，不論男、女、老、少都應該為了自身健康，從現在開始學習老化的知識以及老化所帶來的健康危機。

至於，現代人為什麼比上古人老得快且短命，主要有八個原因：

一、不順天養生；

二、不識自己體質，吃錯食物；

三、攝取過量鹽分與糖分；

四、熬夜；

五、營養過剩；

六、下半身缺乏鍛鍊；

七、錯誤減肥；

八、動物性蛋白質不足。

不順天養生，壽命縮短四、五十年

從人類天年的預估到生長週期的歸納，早在數千年前就有文獻記載。《尚書．洪範篇》中提出：「一曰壽，百二十歲也。」《黃帝內經》中，提出人的壽命應為一〇〇歲，如〈素問．上古天真論〉：「上古之人，春秋皆度百歲，而動作不衰。」都說明人類的壽命應是一〇〇至一二〇歲。

目前科學界測算出人類的自然壽命大約在一〇〇至一五〇歲之間。以生長期測算，哺乳類動物的壽命相當於生長期的五至七倍；人的生長期需要十五至二十年，由此推測人的自然壽命為一〇〇至一七五歲之間。以性成熟期測算，哺乳類動物的壽命通常是性成熟期的八至十倍；人的性成熟期為十三至十五歲，由此推算出人的自然壽命為一〇〇至一五〇歲。以細胞分裂次數測算，人體的細胞一生中大約分裂五十次，分裂週期為三年，由此推算的人類的自然壽命應為一一〇至一五〇歲。

可見中西醫學都認為人類的天然壽命約為一百二十歲，但根據內政部最新公告的國人平均壽命，男性為七十六點二歲，女性為八十三歲，也就是說現代人的壽命縮短了四十多年。

古人認為人類秉著天地陰陽之氣而生，既然生存於天地之間，當然就與萬物一般都受到宇宙法則所規範及制約，遵循自然規律以達到「順天應人、天人合一」是養生的基本原則，只要不脫離此框架，在良好的環境下人類無疑地可以健康終老。

在〈素問．上古天真論〉中，黃帝向岐伯提出了一個大哉問：「上古之人，春秋皆度百歲，而動作不衰；今時之人，年半百而動作皆衰者，時世異耶？人將失之耶？」岐伯對曰：「上古之人，其知道者，法於陰陽，和於術數，食飲有節，起居有常，不妄作勞，故能形與神俱，而盡終其天年，度百歲乃去。今時之人不然也，以酒為漿，以妄為常，醉以入房，以欲竭其精，以耗散其真，不知持滿，不時御神，務快其心，逆於生樂，起居無節，故半百而衰也。」

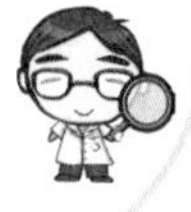

這段話的意思是說上古時代那些懂得養生的人，效法天地陰陽的變化原則，生活起居有規律，飲食有節制，不過份勞累，所以形體和精神都保養得非常好，因此能活到壽終正寢，超過百歲才登仙。但是現在的人就不是這樣了，把酒當解渴的飲料，把不正常的行為當作常事，醉後行房，縱慾而使腎精枯竭，多慮多思，耗散真元之氣，不懂得維持精氣神的飽滿，逆天而行地尋樂，起居失常飲食無節制，所以五十幾歲就衰老不堪了。可見人類如果想延年益壽，度百歲而去，日常生活定要遵循自然規律。

但隨著科技進步，人類不斷地過著與天性、天道相違背的生活，使身體提早老化而無法壽終正寢。世界各國活超過一百歲的人瑞寥寥無幾，若有也是居住在鄉間，可見越少接觸現代科技產物，生活過得越簡單反而越少病、越長壽。

科技越進步，健康越貽誤

由於電與電燈的發明，使得人類不再隨日出而作，日落而息，工作的時數倍增於古代，休養生息的時間便縮短數倍。有充足的休息才能修復人體每日的損耗，但因為電能的發明，不僅工時增加，下班後還繼續守著電視或電腦等各種電子產品，或是跑夜店玩樂飲酒，看似放鬆，其實根本沒有讓身體獲得真正的休息。

交通工具的進步，人類得以在短時間內往來於氣候差異相當大的地區，上半日還在低緯區，下半日可能已經飛到高緯度地區了，兩地氣候迥異且溫差大，即便換上保暖厚衣，身體仍需耗費大量能量（氣），去平衡及適應外在環境。如果是在古代，以人力或畜力所及，一天之內也不過數百公里的距離，在移動的過程中，人體有時間慢慢適應外在環境，不至於損耗大量的能量。交通工具縮短的時間與距離，可說是用身體能量交換而來。所以經常當空中飛人往來世界各地洽公的人，比起終生只在同一地區工作的人，其對生

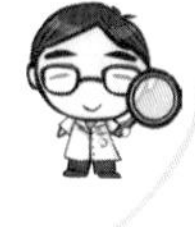

命的消耗也是數倍的。

曾有患者抱怨自己體力差，每次坐車南北兩地洽公，就全身無力疲累不堪。我說這是氣虛的症狀，你是坐在車上又不是爬山或跑馬拉松，哪用得著體力，是身體為了適應坐車時的長時間顛簸，不停消耗體內的氣，才會造成虛弱無力的情況，跟體力好不好是兩回事。

不過，體力差與氣虛兩者是互為因果的，如果平常疏於鍛鍊體力，久而久之就會造成氣虛。身體長期處在氣虛或耗氣狀態，也會使體力快速衰退，這在後面章節會有更進一步的說明。

旬食消失，四季雜食釀大病

「旬食」就是當令的食物。中醫認為順應天時與地氣而生長的萬物，具備最多的養分及最豐富的生命之氣，也最能適應當令與當地的氣候，不論動物、植物皆如此。如果在不適當的季節吃了非時令之物，將破壞陰陽平衡，導致疾病。

例如冬天生長的蘿蔔，味辛甘、性涼、利五臟，宣行氣、化痰、消食。在冬天吃當令的蘿蔔能化氣，由於人體在冬天時受外在寒氣所迫，氣血收藏，較易出現氣滯不通的情況，適量的吃蘿蔔有助於化氣、行氣，減少肺臟及脾胃方面的問題發生；但夏天就不適合吃，因為夏季炎熱，人體的心火上炎，氣外放而不收，若吃了行氣、化氣的蘿蔔，將使體內之氣過度損耗，反而導致氣虛。故民間盛傳吃了蘿蔔就不能吃人蔘，否則抵銷功效，就是因為人蔘補氣而蘿蔔化氣，兩者一起吃等於沒吃。

而夏天生長的西瓜，味甘、性寒，能生津、止渴、利尿、治心煩、解酒毒、降心火，素有「天生白虎湯」之名。在炎炎夏日吃當令的西瓜最能消暑；反之，若在冬天吃西瓜，其寒性將使原本就不通的氣血更加凝滯，從而導致寒症。中醫認為「寒」為陰邪，易傷人體陽氣，是萬病之源。「寒」會使人體的氣血凝滯，使體內容易積聚毒素，引發重症。例如：癌症、中風、心肌梗塞……等，最初都是由氣滯血瘀漸漸演變而來。

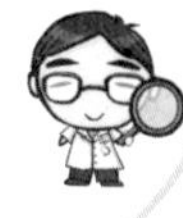

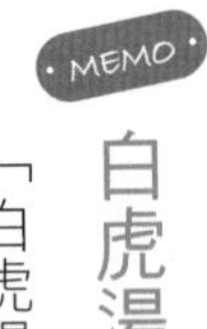

白虎湯

「白虎湯」是用生石膏、知母、甘草、粳米熬製的湯藥，能清熱、生津、潤燥，中醫用來治療高燒大熱、大渴、大汗、脈洪大……等症狀。而西瓜具有類似的功效，故被譽為「天生白虎湯」。

或許會有讀者疑惑，蘿蔔及西瓜都偏寒涼，為什麼冬天吃蘿蔔不會導致寒症？這就是一般人最容易犯的「只知其一、不知其二」的毛病。食物雖有溫、熱、寒、涼，卻也有它獨特的藥理作用。中醫認為所有食物都有它的歸經，也就是有專屬的通道，大部分功效只會發生作用在這些路徑上，所以中醫的食療考量層面多且廣，不能只看屬性。

由上可知，吃當令食物是最簡單的養生方法，只可惜現在要吃到真正的旬食卻有些困難了。由於農業技術的發達，使得許多「不可能」變為「可

能」。穀物蔬果的生長不再受限於天時，一年四季不論任何地區都能吃到八方的作物。夏季吃冬食，冬季吃夏食；北地能吃到南地的作物，東方能吃到西方才有的食物。甚至兩地區特有品種還能嫁接培植或基因混植，產出基因改造的變種。

例如辣椒，雖屬熱性，但根據產地的不同，食用後的作用也不同。熱帶地區所產的辣椒吃了令人發汗，溫帶地區產的吃了只會升高體溫卻不發汗。這是由於熱帶地區終年炎熱，吃了會發汗的辣椒，能幫助流汗降低體表溫度；而溫帶地區秋冬二季相當寒冷，吃了能升高體溫的辣椒有助於抵抗外界的寒氣，不發汗是為了避免體溫降低。如果把兩地的辣椒交換種植，熱帶人吃了溫帶辣椒，會加重內熱，導致熱症；溫帶人吃了熱帶辣椒，會發汗解表，令寒邪入侵腠理導致寒症。

最可怕的是化學農藥及肥料的濫用，導致食物殘留大量致癌物質，雖然產量增加價格降低，人人吃得起，卻也毒害了消費者。看似滿足了廣大的民生需求，實則危害人類甚劇。現代人總是南貨北運、西貨東吃，飲食不分四

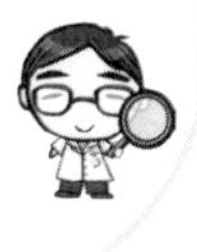

季，難怪生的病也越來越刁鑽古怪。

近幾年有許多公益團體開始推廣「食物里程」的概念，筆者認為如果可以再加上「吃當令食物」的觀念會更棒，不僅減少碳排放量對地球友善，對自己的身體也更友善。

四季養生，知易行難

此外，〈素問．四氣調神大論〉亦點出了明確的順天養生之法：「春三月，此謂發陳，天地俱生，萬物以榮，夜臥早起，廣步於庭，被髮緩形，以使志生，生而勿殺，予而勿奪，賞而勿罰，此春氣之應，養生之道也。逆之則傷肝，夏為寒變，奉長者少。夏三月，此謂蕃秀，天地氣交，萬物華實，夜臥早起，無厭於日，使志無怒，使華英成秀，使氣得泄，若所愛在外，此夏氣之應，養長之道也。逆之則傷心，秋為痎瘧，奉收者少，冬至重病。秋三月，此謂容平，天氣以急，地氣以明，早臥早起，與雞俱興，使志安寧，以緩秋刑，收斂神氣，使秋氣平，無外其志，使肺氣清，此秋氣之應，養收之道也，逆之則傷肺，冬為飧泄，奉藏者少。冬三月，此謂閉藏，水冰地坼，無擾乎陽，早臥晚起，必待日光，使志若伏若匿，若有私意，若已有得，去寒就溫，無泄皮膚，使氣亟奪，此冬氣之應，養藏之道也。逆之則傷腎，春為痿厥，奉生者少。」

簡言之，就是春季與夏季的白日較長，應當在天黑後就睡，早點起床，不要貪睡。雖然夏天太陽很大、熱得難受，卻不可躲著太陽不出門，適度曬太陽、流點汗，有助於體內的陽氣滋長、陰氣釋放。秋天白日較短，應當早睡早起；冬天白日最短且天寒地凍，應當早睡晚起，等天亮陽光出現了再起床，不碰寒涼之物方為養生之道。

看起來似乎很簡單，但事實上許多人都做不到。先別說那些習慣晚睡、貪睡的夜貓族，就是自認養生的晨運族也常犯了冬季不可早起的大忌。冬天的太陽大約在七點才會出現，可是有早起運動習慣的人，通常五、六點就起床，一年四季都喜歡當早鳥。春夏二季如此無妨，可是秋冬之際在太陽未出

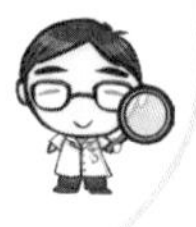

來前的大地，寒氣逼人，就算穿上保暖衣物也無法完全阻擋寒氣入侵，且運動時也不可能穿著厚重，運動後全身毛孔敞開，熱氣外放的同時，寒氣也會趁機入侵，這一來一往，病根便由此種下了。

還有，一到夏天就厭惡太陽的人，整天待在冷氣房、不運動、不流汗，導致體內寒氣、濕氣積聚無處釋放，到了秋冬便過敏症不斷。〈素問．金匱真言論〉：「**夏暑汗不出者，秋成風瘧。**」就是提醒人們夏天一定要出出汗，否則秋天一到就容易得寒症了。

又有一款每天冰品冷飲不離手的人，一年四季都吃冰，導致體質嚴重寒濕，體內的溫度調節中樞出問題，夏天一出門就中暑，冬天一到就感冒、過敏甚至併發心臟病、腦中風。

簡單的幾個原則，能做到的人卻少之又少，也難怪現代人即使擁有高度發達的醫療技術與普及的醫療資源，也抵擋不住疾病的發生。

不了解自己的體質，吃錯食物搞壞身體

導致現代人老得快的第二個原因，就是吃錯食物及過食寒涼。吃到不適合自己體質的食物或極度偏食，就會增加身體負擔，讓細胞疲於奔命的代謝工作。而細胞老化是細胞與組織自然損耗的過程與結果，如果長期不斷的增加細胞工作的負荷，就會加速細胞的老化及死亡，接著就是組織、器官衰退，最終導致個體衰老、患病及死亡。

例如第二型糖尿病的發生，就是因為長期攝取過量的醣類及脂肪，導致分泌胰島素的β細胞及受體，以數倍的速度損耗，最後功能喪失。以中醫角度而言，就是陰陽不調，五行不和，導致五臟六腑失衡，百病叢生，快速消耗生命能量而縮短壽命。

〈素問．生氣通天論〉有言：「陰之所生，本在五味，陰之五宮，傷在五味。是故味過於酸，肝氣以津，脾氣乃絕。味過於鹹，大骨氣勞，短肌，心氣抑。味過於甘，心氣喘滿，色黑腎氣不衡。味過於苦，脾氣不濡，胃氣

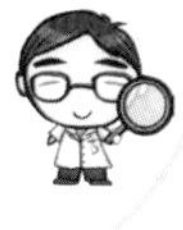

乃厚。味過於辛，筋脈沮弛，精神乃央，是故謹和五味，骨正筋柔，氣血以流，湊理以密，如是，則骨氣以精，謹道如法，長有天命。」

食物有五味，辛、酸、甘、苦、鹹，能入五臟。吃得適當就能補養五臟，吃錯了就會破壞五臟的平衡。只有五味調和不偏食，才能讓筋骨強壯正直不易折，肌肉發達有力，氣血循環暢旺，皮膚肌理緊緻細密，外邪不易入侵，健康長壽活到天年。

過食寒涼，痰濕致病

然而現代人飲食不忌口，五味不調，一年四季更是離不開冰品，落實了「病從口入」這句話。自從冷凍設備發明以來，全世界的肥胖者及過敏者也隨之暴增數十倍。

研究發現吃冰會導致新陳代謝變慢，基礎代謝率下降。如果原本攝取二千大卡的食物熱量能夠在二十四小時內燃燒代謝完畢，吃冰或喝冷飲之後，代謝時間將延長至三十六小時，甚至四十八小時不等。

不僅熱量消耗慢，體脂肪囤積加速，連細胞產生的代謝性廢棄物也很難被排除，停留在細胞組織間的時間相對增加，對細胞的毒害也就相對增大。長此以往，細胞產生病變的機率提高，只要外界稍有刺激或病毒感染，就容易突變致病。

此外，冰冷食物通過食道進入人體之後，急速降低體溫，使血管及呼吸道收縮，刺激呼吸道痙攣，導致過敏性的咳嗽及氣喘。又由於血流速度變慢，血管內的廢物或過敏原更容易附著在血管壁上，刺激周邊的肥大細胞分泌組織胺，導致皮膚過敏、異位性皮膚炎、濕疹、鼻過敏……等問題。

中醫則認為過食寒涼是百病之源，而冰品則是極寒之物，能快速且大量抑制陽氣的生發。陽氣乃人體運作的動能，一旦缺乏陽氣，營、衛之氣也就無法充實血脈及肌理，則外不能抵禦邪氣，內不能濡養五臟六腑，最後全身的機能都會衰退，一點小風寒或時疫（流行性感冒及傳染病），就可能奪去性命。

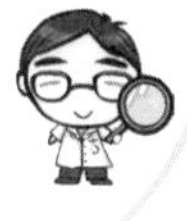

過度偏食，病態體質加速臟腑老化

除了吃冰之外，導致臟腑老化的另一原因，就是飲食失衡所導致的各種病態體質。每個人打從娘胎出來大致上只會有三種體質：一是平和，二是偏熱，三是偏寒。可是斷奶後經十數年的飲食，通常都會演變成以下這十種體質，分別是：陽盛、陰虛、陽虛、血虛、氣虛、痰濕、濕熱、氣鬱、血瘀、過敏。

每一種體質都是不同臟腑過度損耗的結果，也都有各自的疾病與症狀，如果放任體質長期偏向某一類，就會令臟腑快速老化，最後產生骨牌效應，導致五臟六腑全數衰弱不振。其中陽虛、過敏、痰濕、血瘀體質更是肥胖、過敏、心血管疾病與癌症的溫床。如果已經形成以上這些體質，卻仍舊不忌口，經常吃加重體質的食物，不出十年，必生大病。

過量鹽分及糖分，痰濕血瘀釀大病

老化用簡單的比喻來說就是「生鏽」，讀者們常常能從電視或報章雜誌看到，從古墓中挖出的陪葬飾品尤其是銅、鐵器，出土時都已經鏽蝕而且部份已支離破碎，人體的老化也是一樣。因氧化作用在表面產生了物質鏽，不過要產生這種物質還必須要有催化劑，這個催化劑就是鹽分。

過量鹽分是衰老的催化劑

讀者不妨試試把任何金屬放在鹽水中，一段時間後一定生鏽。鹹味確實很下飯，也難怪目前全世界的飲食習慣都是越鹹、口味越重越好。在這裡舉幾個例子來說明鹽分對身體的毒害。

一九六〇年代，日本秋田縣居民的腦血管及心血管疾病死亡率，向來位居日本第一，於是秋田縣政府開始推廣減鹽運動。當時秋田縣的居民平均一

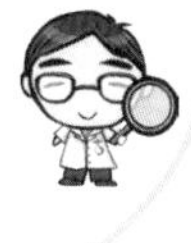

天要攝取二十二克的鹽。一九九〇年重新調查統計，鹽分攝取量已經減到十一克，罹患腦中風、心肌梗塞及胃癌的人數就減少二分之一；到二〇〇六年鹽分攝取量已經降到八公克。

還有日本的日照市，市民高血壓人口太多，市長邀集日本著名大學醫學院的醫學博士、醫生、營養學家共同商討對策，希望能減少高血壓的人數，進而防止心腦血管的疾病，以減少社會資源的浪費，經過詳細研究分析後定出方案，建議居民一天用一克的鹽煮三餐。為了推廣美味減鹽餐，市政府與當地知名餐廳配合，研發美味的減鹽料理，並教會大家如何做，實施半年多後調查結果令人震驚，高血壓病患竟然減少六十％以上。

再來，以我自己為例。我父親及叔叔皆曾罹患大腸癌，所以我每兩年做一次大腸鏡檢查。二〇一二年檢查時發現大腸瘜肉很多，醫院告知先觀察一年，二〇一三年必須做更詳細的檢查。回家後我就把鹽都丟了，在家吃飯時只吃蒸煮的食物，最愛吃的拉麵也換成義大利麵，因為義大利麵的鈉含量是零。雖然人的身體不可以沒有鈉，但是魚、海帶、蔬菜、水果中其實都已含有足夠的鈉。經過一年的減鹽飲食，二〇一三年五月再做大腸鏡，我的大腸已經非常乾淨無任何瘜肉。

腸瘜肉是癌症的前哨站，醫學研究發現從瘜肉轉變為惡性腫瘤，往往僅需要數年的時間，且便祕→瘜肉→腸癌，是腸病變三部曲，故維持腸道健康乃預防癌症的首要之務。

食鹽攝取過多為什麼容易引發癌症呢？以胃癌為例，現在大家都知道幽門螺旋桿菌會引起慢性胃炎，也是胃潰瘍、十二指腸潰瘍的病因，當然壓力也會引起，但國外研究報告顯示，胃部有幽門螺旋桿菌的人罹患胃炎的機率比沒有的人高了五到十倍。

並不是說感染幽門螺旋桿菌的人就一定會罹患胃癌，但是鹽量過多就會發生問題。胃液是強酸，因此胃黏膜上會有一層黏液包覆，對胃壁有很好的保護作用，然而過多的鹽分會破壞黏液層，使胃的黏膜容易受傷，幽門螺旋桿菌就可以在受損的黏膜中增生，而使胃壁受損無法修復，胃部長期發炎就易產生癌。

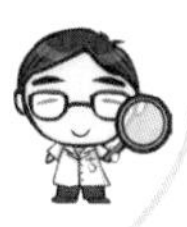

在動物實驗中，單獨給予老鼠吃鹽、植入幽門螺旋桿菌、投以致癌劑，都不太容易產生胃癌；但是在體內已有幽門螺旋桿菌的老鼠，加入含鹽量多的飼料（增加十％鹽量），則胃癌的發生機率就會提高四倍。所以已經罹患癌症的人，或是有復發風險的人，最好採取無鹽的飲食。

鹹味入腎，過量傷腎

若以中醫角度而言，腎陽屬相火，鹹味屬水入腎，能滅相火，所以過食鹹味非但不能補腎反而傷腎。以勞力賺取工資或經常感到疲累的人，往往最喜歡吃重鹹食物，原因是鹹味入腎之後能夠提取腎精，所以吃了重口味食物之後，通常感覺到體力被快速恢復，套一句患者的話：「吃得真爽快！」沒錯，鹹味食物就是能夠讓人感到爽快，可是這種爽快的感覺其實是寅吃卯糧，就好比一罐瓦斯若以小火連續燃燒可以燒二十四小時，但轉成大火模式就只能燒十二小時，鹹味就是把維繫生命的命門之火轉大的關鍵。

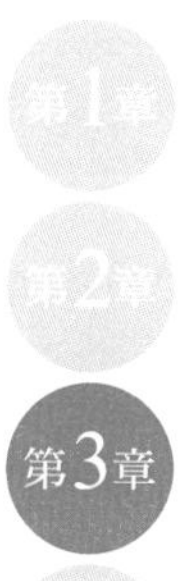

中醫的養生之道著重於細水長流，精、氣、神都要省著點用，才能活得久活得健康。不要貪圖一時口慾，清淡飲食才是最補身的。

過量糖分是毒害細胞的兇手

本人因體質的關係喜歡去日本旅遊，卻發現日本的和果子或點心都超甜，但是老日本人都會配上一杯苦苦的抹茶中和甜味，且吃點心時最多就吃一個，不會過量。比較十年前的日本和現在的日本，發現日本人的飲食習慣改變了。老日本的味噌湯、糙米、海帶配烤魚（和食文化）已經被西式飲食取代，而且以大量的砂糖、鹽、油所做的料理或垃圾食物比例越來越多，有限度吃甜食的自律性，在年輕一輩的日本人身上也似乎不復見。這也是新一代日本人之所以有高罹癌率及糖尿病的原因。

在台灣，筆者也發現小胖子越來越多，還曾在臨床上看到九歲的小孩因肥胖而有肝硬化。這位小胖哥每天必喝一大瓶可樂或沙士，每天都吃炸薯條

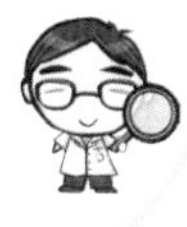

或垃圾食物，如果沒有每天吃喝這些東西會受不了，甚至還會哭鬧逼媽媽買給他吃。這種糖癮症的病患也有越來越多的傾向，很多成年肥胖症患者也有下班後一定要吃甜點的習慣，不吃會無法放鬆，會憂鬱、焦躁不安。這些現象讓筆者非常擔憂，與吸毒上癮一般無二。

糖也有上癮性

為什麼吃糖會上癮呢？這是由於大腦內的一種獎賞機制所造成的。當我們想讓別人聽從自己的指令時，往往會先允諾對方給他一些甜頭，這些甜頭就是獎賞。例如，月餅業者在中秋節前一個多月，通常會提出重賞，要員工加班趕貨，因為有獎勵所以員工願意日夜工作出貨，來獲取這些獎賞，這就是大腦的獎償機制。

當人們接受讚美，或做喜歡的事，或有很好的獎勵時，大腦會分泌一種神經傳導物質——多巴胺（Dopamine1），多巴胺是喚起快樂感覺的神經傳導物質。當多巴胺分泌時，人就會感到開心，一旦大腦分泌多巴胺，工作效率就會提高，不容易累。可是分泌過多或感受性太高，反而會出現依賴的心理。如果是服用興奮劑等烈性毒品，會導致多巴胺異常分泌，造成人們會異常的興奮並出現依賴，進而成癮。

其實，除了食物之外，運動、跳舞、做愛都可以促進多巴胺、腦內啡（Endorphin）等快樂神經物質的分泌，讓人忘記痛苦，感覺愉快。臨床上，治療糖癮症的肥胖患者，除以心理諮商排除情緒焦慮問題外，通常也會搭配運動療法，來降低患者對糖分的依賴性。

縮小腹慢跑及快走，就是非常值得推薦的輔助療法，因為研究發現持續進行三十分鐘以上的有氧運動，大腦就會分泌腦內啡，不僅具有愉悅感，還能暫時舒緩乳酸堆積引發的疼痛，這種現象被稱為「Runner's high」也就是「跑者的愉悅感」。通常有氧運動超過二小時，較有機會分泌大量的腦內啡，所以馬拉松選手比一般人更常體驗「Runner's high」，故「Runner's high」被認為是支撐運動員度過艱苦訓練期的原因。基於此，醫界認為運動應該也

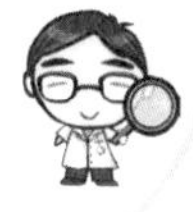

能幫助糖癮症患者度過難熬的戒斷期。

糖毒性與糖尿病

除了成癮性，糖還具有毒性。血液中的糖和蛋白質結合後，會與內皮細胞的受體結合，破壞內皮細胞。在吃著甜食的剎那，身體已經開始在老化，若持續攝取過量糖分，胰島素會不斷分泌造成脂肪合成過剩，於是身體開始適應這種「飲食」環境，以避免繼續儲存多餘的脂肪。結果受體對胰島素的反應越來越遲鈍，這時脂肪不再容易堆積，成了「多吃也不會發胖的體質」，其實這就是糖尿病，因為糖分不再被轉化成脂肪，而是停留在血液中形成高血糖症。

糖尿病的可怕之處在於多樣化的併發症，且都可致人於死。血糖控制不良時容易發生血管病變，因此約有六十五%的糖尿病患者死於心血管疾病。其他組織如：視網膜、腎臟、神經、心臟……等的受損；當大血管產生病變時，會導致缺血性心臟病、腦中風和周邊血管疾病；腎臟受損導致腎衰竭而必須終身洗腎；神經受損導致傳導障礙，肢端麻木無感，一點小傷口感染就必須截肢。很多人罹患糖尿病而不自覺，持續嗜糖，使得組織受糖質侵蝕，最後症狀漸漸惡化，直到視力障礙或神經傳導障礙……等併發症發生，才發現原來早已罹患糖尿病。

若以中醫角度而言，甘味入脾，適量吃自然界的甘甜食物能有補脾的作用，但現代社會的甜食大都不是自然食物，而是用精緻過的糖所加工製成，非但不能補脾，反而讓脾為了消化這些精糖而過度損耗，長期下來就會導致脾虛，失去正常的水穀運化能力，食物營養無法吸收及運用。糖尿病中醫稱為「消渴症」，就是因為此病特徵是：多吃不能止飢，多喝不能解渴，水分布輸失常而多尿。

常聽很多病人說身體老了什麼病都出來了，其實這是對於我們不良的生活習慣，身體會努力去適應。因此生病時應糾正自己的心態，改變引起疾病的行為，而不是感嘆自己老了或怪罪命運。

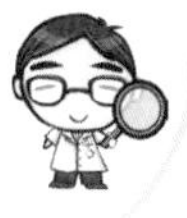

熬夜、晚睡、失眠，加速耗損壽命

中醫講求天人相應。天道乃是日出而作，日落而息，只要違背此原則，絕對會以二、三倍的速率老化。所以早衰的第一步，就是熬夜、值夜班及失眠。

該睡覺時不睡覺，肥胖、早衰、百病纏身

日夜顛倒會使內分泌失調，免疫系統紊亂，嚴重影響生理機能，尤其是修復組織的功能。內分泌是人體運作所賴以維持的重要調節物質，也就是各腺體所分泌的激素（荷爾蒙）與神經傳遞物質，而免疫系統則是排除病原體及腫瘤的主要機制。

舉例來說，由大腦松果腺體所分泌的褪黑激素（melatonin），最初科學家以為它僅是調節睡眠的激素，後來才發現褪黑激素缺乏與癌症有關。由於松

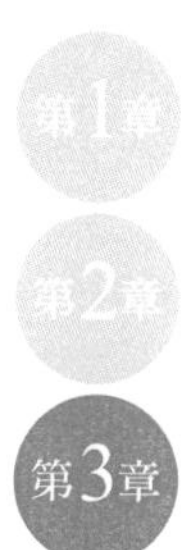

果腺只有在黑暗的時候才分泌褪黑激素，且隨著入夜的時間，由多至少，夜間中段分泌最多，越靠近天亮時分則分泌越少，因此夜間只要稍有光線就會影響其分泌量。

在古代因為沒有電燈只有油燈或蠟燭，為了省錢，古人往往一入夜就熄燈而睡，因此不至於遭受光害。古時候生活在溫帶的人，冬季時會有十八小時生活在黑暗當中；反之，現代人在人造燈光下身處黑暗的時間減至八小時以下，褪黑激素當然也就減少了。目前，褪黑激素不足被認為很可能是夜間工作者罹患癌症的成因；而在晚間亮燈的習慣，亦被認為是已開發國家越來越多人得癌症的原因之一。

根據臨床觀察與統計，熬夜後導致的免疫功能低下，是直接影響體內癌細胞坐大的因素之一。人體每日都會有一批DNA拷貝錯誤或突變的細胞產生，也就是所謂的壞細胞——腫瘤，正常人的免疫系統諸如：自然殺手細胞（NK cell）、吞噬細胞（phagocyte）……等會自動清除這些壞東西及入侵的病原體，當免疫功能失調或下降時，壞細胞的清除工作做得不完全，就會有漏

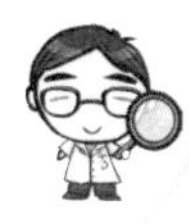

網之魚留在體內，伺機坐大。

當內分泌系統失調，體內的養分及代謝廢棄物也會無法循正常管道輸送到該去的組織。研究發現，缺乏睡眠的人體內抑制食慾的瘦體素（leptin）會減少，而飢餓素（ghrelin）會上升，食慾因而增加約二十三%。所以睡眠不足的人容易飢餓，每天只睡四小時的人比睡八小時的人，平均每天多攝取五〇大卡的熱量，如果這些熱量都沒有被消耗掉，就會導致肥胖。睡眠不足也會提高身體對胰島素的抗性，並且減低對葡萄糖的耐受性。當血糖濃度上升及胰島素分泌增加時，細胞便會將多於能量轉化為脂肪儲存起來，直接導致肥胖。

如果血糖、血脂、膽固醇無法被利用或排除，長期留在血管內到處循流，將導致糖尿病、高血壓、肥胖、心血管疾病；這就是中醫所謂的痰濕、血瘀體質。所以臨床上經常發生的年輕人熬夜工作或打電玩之後心肌梗塞猝死，就是因為體質在長期熬夜後轉變為痰濕、血瘀，卻忽略日常調養，最終釀憾事。

熬夜工作、玩樂是第一損精耗氣的行為

許多人以為只要白天補眠就沒關係，事實上白天睡得再多也補不回前一晚損失的精血。唐朝藥王孫思邈在其著作《備急千金要方》中提到：「**精血虧空者得三年修養生息才可補回。**」精就是腎精，血就是肝血，此兩者分別主導了男人與女人的一生，男人缺精則衰，女人缺血則病。

許多人把體力跟精力混為一談，感覺睡飽了、體力恢復了就是充滿精力，卻忽略了腦袋遲鈍、思考變慢、精神難以集中的狀態，其實是精力尚未恢復的緣故。精力不只是體力（肌耐力）的來源，同時也是腦力的來源，所以長期熬夜及失眠的人，思考力、判斷力退化或提早罹患癡呆症是很常見的臨床問題。

中醫常說的「痰迷心竅」就是指痰濕阻塞，導致大腦組織無法充分獲得養分，無法排除廢物，造成腦袋不清楚，而熬夜容易導致痰濕，所以長期熬

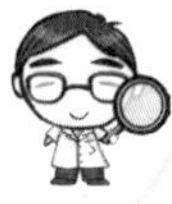

夜及失眠的人腦力退化也就不奇怪了。中國古典小說裡面常用痰迷心竅來解釋一個人行為失常、思慮不周而壞事，就是基於此中醫學理。

營養過剩，細胞過勞死

一九三五年美國生物學家克里夫・麥凱（Clive McCay）曾用老鼠做實驗，餵食不同熱量的食物，他發現餵食低熱量的老鼠，平均壽命比餵食高熱量的老鼠來得長。而往後的研究者所做的限制熱量實驗，都發現延長壽命的結果，不僅在老鼠身上有效，在果蠅、線蟲等動物中也都獲得證實。

二〇〇三年英國科學家 Partridge 教授用果蠅做了一個飢餓實驗。他發現如果果蠅只吃半飽，讓牠們隨時處在挨餓狀態，則死亡率會比每天都吃很飽的果蠅低很多。但如果讓這些原本吃很飽的果蠅在第十八天時開始挨餓，則死亡率馬上就降低。

相反地，原本老是餓肚子而死亡率很低的果蠅，在第十八天開始給牠們吃得很飽，則死亡率馬上就上升。這個實驗結果很清楚地指出，食物的攝取量與老化的速度有非常密切的關連。

越來越多的研究發現，減少攝取過多的高脂肪、高熱量食物，可以降低體內氧化自由基的生成，有助於減緩細胞老化。這是生物體為了渡過缺糧時期而演化出來的調節機制。經常處在微飢餓狀態，能夠激發生命潛能，提高免疫力，強化細胞作功及運用能量的能力，減少代謝性廢棄物的堆積，而這些機制都有助於淨化細胞與組織。至於過量飲食，不僅導致細胞代謝負荷重，大量的食物分解時所產生的高量自由基更是加速細胞老化。如若不想讓細胞過勞死，最好讓自己適度的感到飢餓。

飲食自倍，腸胃乃傷

那麼中醫如何看待飲食與壽命的關係呢？早在兩三千年前，《黃帝內經》就主張飲食有節。經曰：「飲食自倍，腸胃乃傷。膏梁之變，足生大

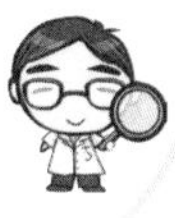

疔。膏粱之疾，消癉痿厥。飽食太甚，筋脈橫解，腸澼為痔。飲食失節，損傷腸胃，始病熱中，末傳寒中。怒後勿食，食後勿怒，醉後勿飲冷，飽食勿便臥。」

南朝梁代的醫學家陶弘景在《養生延年錄》中指出：「所食越少，心越開，年越壽；所食越多，心越塞，年越損焉。」孫思邈也曾說：「欲得長生，腸中常清；欲得不死，腸中無渣」；「凡常飲食，每令節儉，若貪味多餐，臨盤大飽，食訖，覺腹中脹氣，或致暴疾」；「穰歲多病，飢年少疾。」金元四大家之一的補土派祖師爺李東垣，在其著作《脾胃論》中提出：「內傷脾胃，百病由生。」

可見，古人很早就發現節制飲食可以抗老、祛病、延壽，經常飽食則對人體有害，使人生病早衰。

宗教的禁食及齋戒，也是為了養生

此外，各宗教也有節制飲食的養生觀念。例如：佛教的修行者須守「過午不食」戒律。佛學研究者指出這條戒律是根據人體的生理及人類的起居作息而制定的，因為佛經上說飽食會讓人氣急身滿，百脈不調，身體壅塞，坐臥不安；如果吃得少又會讓人體弱心浮，思慮不定；只有吃得適中才能使人身心平衡。

基督教也有在特定時間進行飲食禁忌的規定，如「四旬節」實行禁食和禁慾；「祝禱日」是在節日前一天舉行齋戒的日子；「祈禱日」是在「耶穌升天節」前的三天內，以禁食為過節作準備。

伊斯蘭教也有齋戒月。在這個月裡教徒必須完全沉浸在虔敬的沉思中，每天從日出後到日落前，嚴禁喝水飲食，藉以克制肉體的慾念，洗去身心污物。

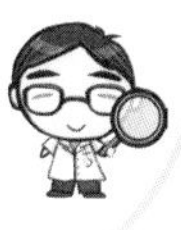

宗教學家普遍認為齋戒與禁食的功能，除了堅定信仰，克制慾念，提升心靈境界，應該也有透過減少食物攝取量，來促進教徒生理健康的用意。當腸道淨空，心志神明也隨之清靈了起來。

道家（並非道教）也有以斷食養生的方法，稱為「辟穀」，又稱斷穀、休糧、卻粒、絕穀。辟穀是指逐漸減少飲食乃至完全不食，以減輕身體負擔的一種清腸排毒法。孫思邈本人就經常辟穀養生，他透過親身實踐，證明辟穀的確具有輕身延年、祛病回春、增長智慧的功效。史書記載他大約活了一百四十一歲，傳說則稱他活了數百歲，不管哪一版本都證實他是「度百歲而去」的真人。

總而言之，古代擅長養生者，都知道營養過剩容易致病，縮短壽命，唯有節制飲食方為延年益壽之道。而現今的醫學觀點，也認為適當的禁食（斷食）的確對健康有益。

下身無力、缺乏鍛鍊，老得快

中醫認為人老先從腿部老，其實是指腿力可以看出一個人是否有老化現象，小朋友每天蹦蹦跳跳靜不下來，好像腳底裝了彈簧似的，這就是「年輕」的表現；而老人站不久、走不遠、跑不動、跳不高，就是因為腿力已經不行了。不過，現代的年輕人有腿力衰退的情況，還沒四十歲就站不久、走不遠的人比比皆是。

現代人因為工作型態的緣故，不分男女每天一坐就是超過八小時，中間只有午休才起身略動一動。人體坐著的時候，氣血受阻，經絡不暢，五臟六腑都因此而氣鬱，其中受害最深的就是「脾」與「腎」。

足部是六條主要經絡的循行起源，分別是：肝經、膽經、胃經、脾經、膀胱經、腎經；對應於五臟就是：脾、肝、腎。如第一章所述，腎與脾直接、間接的掌管了一個人的生命之本，如果腎與脾的氣血不通，就無法將陽氣及食物運化後的養分送到其他臟腑，久而久之就會導致五臟功能的衰微。

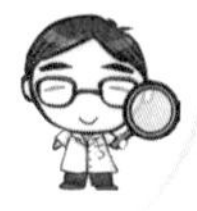

〈素問．宣明五氣〉：「五勞所傷，久視傷血，久臥傷氣，久坐傷肉，久立傷骨，久行傷筋。」久坐傷肉其實傷的是「脾」。「脾」掌管的人體組織及功能包含：脾臟、運化（運轉輸送、消化吸收）食物與水液、固攝（防止內臟下垂、血溢出血管外）、思慮、涎（清澈稀薄的口水）、全身肌肉、嘴唇、味覺……等。

因為脾主肌肉，所以脾虛的人肌肉鬆弛無力，連固定內臟的隔膜也會因為鬆弛而失去作用，導致內臟下垂。此外，由於運化失常，體內水液分布不均導致水腫，脂肪代謝出問題引起肥胖。

而「腎」位於人體下焦，久坐也會因為壓迫而傷了腎氣。中醫所謂的「腎」包含：腎臟、生長、發育、生殖、液體代謝、骨髓、脊髓、腦髓、頭髮、耳朵、生殖器、骨頭、牙齒、唾（濃稠口水）……等。由於腎主骨，所以腎虛之人骨質的生長發育較差，若成長期的青少年經常久坐，則不僅長不高，也會影響生殖系統的發育。

從生理學的角度來看，久坐使下半身血液回流變慢，下肢容易水腫；小腹及腰部受擠壓而突出，脂肪囤積；私處悶熱不透氣容易感染，生殖泌尿系統容易出問題。尤其是女性，久坐血瘀易造成子宮內部的病變；男性患者則容易出現久坐傷腎的問題，中廣身材自是不消說，最麻煩的是攝護腺問題及性功能障礙。

研究顯示，有固定運動習慣的人，大部分比較「性福」；而下半身無力缺乏鍛鍊的人，經常出現性冷感或性能力衰退的情況，可見下半身的鍛鍊真的與「腎」息息相關。腎與脾經都是從足部開始往上巡行至下焦與中焦，當個體開始出現跑不快、走不遠、腰膝痠軟、腰圍變大、臀部變寬、小腹突出、腹肌無力……等症狀時，就是開始老化了。趕緊檢視一下自己是否久坐，是否缺乏鍛鍊下半身。

在此教讀者們一個簡易判斷是否腎虛的方法。按一按肚臍下方的小腹，是否比肚臍上方軟，如果下方較軟的話，叫做「臍下不仁」，表示已經有腎虛的情況了。

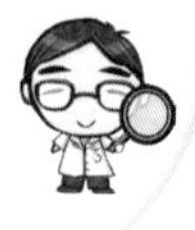

錯誤的減肥會加速老化

如前所述，適度少吃可以激發生命的求生潛力，但長期節食就不同了，會導致完全相反的後果。為了節省能量被消耗，人體內的各種修復、生長、生殖、免疫機制都會被調降，甚至暫停。所以很多女性減肥減到停經；青春期的少男少女減肥減到長不高、發育不良；年輕人減肥減到身體「虛累」，經常感冒生病。這都是因為身體的機能被調降了。

一般人對於減重的觀念，大多數都還停留在「少吃」，認為只要吃進去的總熱量少於消耗的熱量，就能減掉體脂肪及重量，其實這是不完全正確的。有過減重經驗的人都知道，剛開始少吃的確能夠快速減輕體重，但沒多久就會出現停滯期，接著就出現復胖的現象。

為什麼少吃卻還是瘦不下來呢？關鍵就在於「基礎代謝率」。基礎代謝率就是每個人維持生命機能所需的最低限度能量值。男女老少各不相同，男人比女人高，小孩比老人高。請注意！只有老人才會是代謝率比較低的。

食物攝取不足首先受到衝擊的就是「脾」，而脾負責供應營養給五臟六腑，當脾無法產生足夠的養分去濡養五臟時，五臟的功能就會衰弱，導致個體老化。也就是說，錯誤的減重方式會導致個體加速老化！

當攝入的食物能量多於消耗的能量時，能量就會被儲存起來。在過去，人類的食物普遍不足，經常飽一頓餓一頓，為了更有效的利用食物中的養分，人體自然演化出一套能夠將養分儲存起來的機制，也就是將多餘的能量轉變成脂肪儲存起來，在缺糧時期才提取使用。

同時，為了節約能量，當活動量減少時，人體內的基礎代謝率就會自動降低，以減少不必要的能量消耗。所以，就算吃一樣的食物分量，每個人的體脂肪也會完全不同，原因就在於基礎代謝率的差異。而減重出現停滯期或是復胖，就是因為代謝率變低了。

舉個例子，我有兩個患者是表姊妹，體重都七十幾公斤，她們打賭看誰減的體重多，於是相約來診所減重，在確實執行飲食控制三個月後，兩個人都成功瘦到五十七公斤。之後，表姊想快點瘦更多，於是在第四個月開始刻

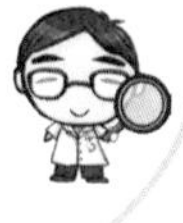

意減少食量，只吃蔬菜和喝水，連水果也不碰，而表妹剛好相反，三餐正常之外偶爾還嘴饞偷吃，結果第五個月回來複診，少吃的表姊居然減輸偷吃的表妹。

究其原因，就在於表姊的基礎代謝率被她自己「調降」了，光喝水吃蔬菜不吃其他食物是最糟糕的減重方式，會讓基礎代謝率快速降低；而偶爾偷吃的表妹因為基礎代謝率較高，就算偷吃也能消耗掉熱量，所以最後由表妹獲勝了。

有心減重的人切記：**光靠少吃是瘦不下來的，而且身體也會搞壞**。正確又健康的減重方式，是了解人體的運作機制及自己的體質之後，確實執行適當的飲食控制，然後再配合適度的運動來「騙」過自己的身體，讓基礎代謝率不要降低，甚至提高基礎代謝率。別忘了，只有老人才會有較低的基礎代謝率，如果減重減到代謝率降低，就是身體已經開始老化囉！

動物性蛋白質不足
體弱多病容易老

筆者在臨床上看到，有很多患者都是因為長期不吃肉而生病，有些是長期吃素，有些是吃生機飲食，不管是宗教因素還是健康考量，他們普遍都認為少吃肉類對身體比較好，但事實果真如此嗎？

根據筆者二十多年的臨床觀察，不吃肉比較健康是錯誤的迷思。這些患者有的停經，有的更年期提早，有的免疫功能低下，甚至一堆人得癌症；看看這些問題，全部都是老化才會出現的症狀，而他們的體內幾乎都缺乏白蛋白，可見動物性蛋白質的缺乏與老化有著高度相關。

日本國民在二次大戰後的三十年間，因戰後貧窮且物資缺乏，人們多數吃不起肉類，在飲食上以蔬菜、穀類及豆類為主，雖然有吃魚類但其他的禽畜肉及奶、蛋卻很少吃，結果造成大戰前後出生的日本人，其平均壽命低於七十歲，比歐美國家還低，打破過去世人所認知的長壽國印象，那些長壽者

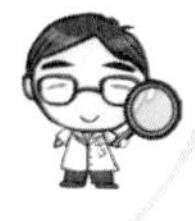

都是戰前出生的。不僅如此，日本人罹患重大疾病的機率也比過去提高許多。

日本官方集結學者共同研究商討對策，結果學者們發現此結果應是動物性蛋白質攝取不足所致。於是日本官方為國民設計了一份飲食紀錄表，建議國人每天必須吃十種種類的食物，其中最大的飲食改革就是把肉類及奶蛋類的地位提升到與蔬菜類同等。

其實，不只是日本的研究獲得這樣的結論，全世界都不斷有研究報告為肉類平反，指出吃肉並不會比較容易罹癌，反而不吃肉更容易致病。人體本身無法合成某些特定的蛋白質，必須仰賴食物供給特定的胺基酸，才能在體內合成這些必需蛋白質，而這些必需胺基酸只存在於肉類當中。例如免疫系統中最重要的各種白血球及補體系統，許多都需要這些必需胺基酸分子來合成，如果長期不吃肉，確實會導致健康上的問題。站在醫生的立場，筆者肯定動物性蛋白質對於人體的貢獻。

世人對於肉類的偏見已經到了過度膨脹的地步，讓筆者忍不住跳出來為它們說句公道話。其實造成疾病的原因，並不是「肉」本身，而是人們的烹

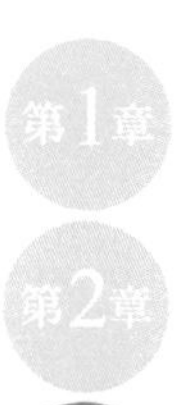
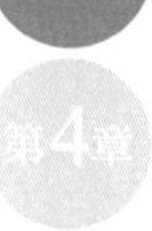

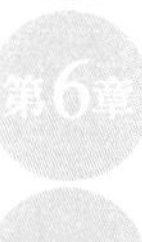

調方式。現代人料理肉類的方式，多以煎、烤、炸為主，過度的脂質無法被人體吸收利用；久而久之，就囤積體內及形成脂質斑塊附著於血管壁，導致心血管疾病。且這些高溫烹調會將肉類所含的脂質成分及料理用油轉變為致癌物，如果僅把肉類蒸熟就不會產生這種致癌物質，而且其營養價值不變。

因此，請不要再誤會肉類了，肉類是無罪的，有罪的是人類的烹調方式及追求美味的心態。筆者本身並不是反對吃素，只是看到大多數人搞不懂吃素的意義，讓一件美事變壞事而覺得無奈。吃素是一種淨化心靈的儀式，像宗教人士那樣吃得清心寡慾，對生老病死豁達看淡，本人認為無有不可。但許多人即便吃素也一樣擁有一堆慾望和煩惱，並不是藉由吃素這個儀式就能成就些什麼，一切仍在於人的心念。

以下表格是日本官方規劃的飲食紀錄表。這份紀錄表適用於所有人，各位讀者不妨也來幫自己打打分數。若有吃到下列十種食物種類，請在所吃食物的欄位中填入一分，並加總每日所得分數。就像學生考試一樣，如果分數不到七十分，表示飲食習慣不及格，要趕緊改進，否則疾病及老化就要找上門囉！

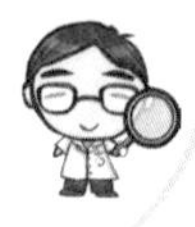

品項／日期	肉類 Meats	魚類 Fish	蛋類 Egg	奶類 Milk	大豆 Soybean	海藻類 Seaweed	薯類 Yam	油脂 Grease	蔬菜 Vegetables	水果 Fruit	每日分數
第一天											
第二天											
第三天											
第四天											
第五天											
第六天											
第七天											
第八天											
第九天											
第十天											
十日總分：											

第4章

你的身體老了嗎？

由於老化是造成疾病的主因，為了祛病延年、長生不老，
中醫學對人體衰老和延緩衰老的研究已有數千年之久，
想追求青春不老，就必須先了解生老病死的機制與週期。

人類自然的生長週期

女為七，男為八

《素問．上古天真論》明確的指出人類生長、發育、衰老……等一個完整的生理過程：「女子七歲，腎氣盛，齒更髮長。二七而天癸至，任脈通，太沖脈盛，月事以時下，故有子。三七，腎氣平均，故真牙生而長極。四七，筋骨堅，髮長極，身體盛壯。五七，陽明脈衰，面始焦，髮始墮。六七，三陽脈衰於上，面皆焦，髮始白。七七，任脈虛，太沖脈衰少，天癸竭，地道不通，故形壞而無子也。丈夫八歲，腎氣實，髮長齒更。二八腎氣盛，天癸至，精氣溢瀉，陰陽和，故能有子。三八，腎氣平均，筋骨勁強，故真牙生而長極。四八，筋骨隆盛，肌肉滿壯。五八，腎氣衰，髮墮齒槁。六八，陽氣衰竭於上，面焦，髮鬢斑白。七八，肝氣衰，筋不能動，八八天癸竭，精少，腎臟衰，形體皆極，齒髮去。」

第1章
第2章
第3章
第4章
第5章
第6章
附錄

在符合天道（自然法則）的情況之下，人類的女性應該在七歲時，開始替換乳牙，頭髮長得快；十四歲初經來潮，始具備生育能力；二十一歲長智齒；二十八歲身體的發育到達極限，體力、精力、耐力、肌力、智力都處於顛峰狀態；三十五歲面容產生皺紋、掉頭髮，已經開始進入老化階段；四十二歲皺紋明顯且頭髮開始變白；四十九歲停經，失去生子能力。如果女性朋友的發育早於上述的時間點，或是不到三十五歲就體力不佳，就是提早老化了。

而男性的生命週期，八歲開始替換乳牙，頭髮長得快。十六歲產生精子，始具備生育能力；二十四歲長智齒；三十二歲身體到達顛峰狀態；四十歲頭髮變少（禿頭），牙齒槁黃，開始進入老化階段；四十八歲面容產生皺紋，頭髮開始變白；五十六歲體力、精力明顯衰退，形體衰老；六十四歲牙齒動搖，髮白而稀，性能力不足，難以生子。如果男性朋友的發育早於上述的時間點，或是不到四十歲就禿頭、腰膝痠軟、跑不快、走不久，那就是早衰了。

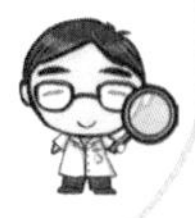

脾虛的女人容易老

《素問・上古天真論》中特別提到：「女子五七，陽明脈衰，面始焦，髮始墮。」說明女人的老化與「陽明脈衰」有重要關係，陽明脈就是脾胃。脾臟與胃腑相表裡，胃走「足陽明經」，所以當陽明脈衰微時（腎都還沒衰脾就先衰了），女人的面容就會開始枯槁，頭髮開始脫落。不過，由於後天人為的損害，現代的女人往往還沒到三十五歲就已經陽明脈衰了。

脾的具體功能

「脾」主運化，主升清、主統血、主肌肉，其華在唇，開竅於口。

「運化」的意思是脾負責將食物轉化為能夠生成氣血的營養物質。當食物進入身體後，脾能夠提取食物及湯液的養分，稱為「水穀精微」。水穀精微中的水液，一部分由脾上輸至肺，再由肺的宣發肅降送達全身；另一部分的水液則會下達於腎及膀胱，化為尿液排出體外，這方面的功能稱為「運化水濕」。

「升清」是指食物經轉化為水穀精微後，會上輸於心肺，通過心肺作用再轉化為氣血，並送往全身，這便是中醫所謂的「升清」。脾主升清，而胃（與脾相表裡的腑）主降濁，降濁指胃將消化道內無用的物質往下輸送；透過升清與降濁來達到消化系統內的平衡。

「統血」的「統」有總理、控制的意思。血液在經脈中運行，若脾氣暢旺，氣血充足，則氣可以有效地固攝，使血在脈中行走。

「主肌肉」的意思是肌肉及四肢的運動仰賴脾氣的推動。若脾氣暢旺，肌肉及四肢的氣血充足，就會強壯有力。

「其華在唇，開竅於口」是指食物從口入，若脾氣健旺，那麼舌頭便能分辨五味（酸、苦、辛、甘、鹹），嘴唇也會紅潤有光澤。若脾氣失常，則口不能分辨五味，吃東西沒味道，且唇色及舌頭會出現淡白等症狀。

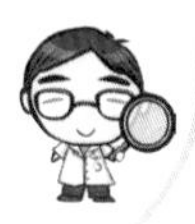

脾虛的具體表現

為什麼說脾虛的女人容易老？如果了解到脾虛會導致什麼後果，就會明白這句話是什麼意思。脾虛的具體表現非常多，以下先從女性朋友最在意的外表開始談起：

一、皮鬆肉垮，脂肪囤積；
二、胸部下垂，臀部的微笑曲線消失；
三、臉部線條下垂，出現腮幫肉；
四、出現魚尾紋，法令紋；
五、雙眼皮變內雙，眼窩凹陷；
六、青蔥纖指變雞爪；
七、脖子出現火雞紋；
八、出現眼袋。

看到上述列表是不是非常詫異，怎麼一切外表的老化都被脾虛通包了？別懷疑，這些困擾廣大女性同胞的老化問題，真的都是脾虛惹的禍！有些老化問題常被誤認為是「肺」造成的，因為中醫說「肺主皮毛」，所以按字面上的意思來看，皮膚的老化應該是跟肺有關才對。

但這是錯誤的認知，肺主皮毛的「皮毛」，指的是比較表淺的部份，以生理學來解釋大概在表皮的位置，像是：長痘痘、斑點、乾燥、表淺小細紋、膚色之類的，才歸肺所管；而真皮組織、皮下組織乃至皮膚下的肌肉則是由脾所掌管。

由於脾氣虛者全身的皮膚與肌肉都會變得鬆垮，所以臉部及脖子線條當然也都鬆弛了。生理學的名詞是「膠原蛋白流失」、「皮下脂肪減少」，撐不起臉部皮膚而下垂。仔細看看上述問題不難發現，總歸起來就只一句話「皮鬆肉垮」。除了外表上看得見的老化，還有以下的具體表現跟脾虛有關：

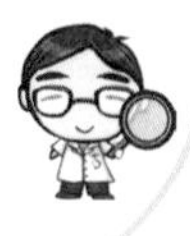

走不快

走路速度取決於肌肉的協調能力和力量，肌肉有力是脾氣暢旺的證明，只有脾氣不虛，肌肉才能壯碩有力，行走、運動的時候才能協調、迅速。那些手不能提、肩不能扛的人，常被說成「手無縛雞之力」，這種人一般給外界的感覺就是做事步調慢、走路慢，稍微走快了些就上氣不接下氣。這都是因為脾氣虛，無法化生氣血來供養肌肉，也無法協調、支配肌肉所導致。

排便無力，大便不成形

排便能力向來是中醫診斷病情時非常重要的指標之一，也是衡量一個人是否衰老的關鍵。以小孩、老人為例最清楚，如果沒吃錯東西，小孩子通常排便快速，而且糞便比較粗，形如香蕉。老人則排便慢，形狀較細，如果年輕人解便的時間很短，不用特別出力就能夠速戰速決，表示身體很壯實，沒有脾氣虛。因為排便時會用到腹部及腸道的肌肉，這都歸脾所管，脾氣虛時腸道就蠕動無力，腹肌也幫不了忙，排便自然就無力且不成形了。

說話聲小，有氣無力

說話聲小中醫稱之為「語聲低怯」。一個脾氣健旺的人通常都會以丹田發聲，而丹田之力來自脾氣，脾氣虛的人丹田無力講話自然小聲，只用喉音，而且講太多話時，還會聲音沙啞或咳嗽。通常慢性病人或大病初癒的人都有「語聲低怯」的情況，這是因為久病傷脾的緣故。

容易疲勞

容易感到疲勞，稍微勞動就喊累，這是因為肌耐力不足，而脾主肌肉，脾氣虛的人肌肉無力，不堪久使。

少食而肥，光喝水也會胖

吃不多卻發福，只有一個原因，就是脂肪轉化能力變差了，而脂肪代謝就是由脾氣所主。喝水也胖就是水腫，也叫「水濕不化」。脾主運化，脾氣虛當然就無法運化水濕，導致濕阻（水腫）了

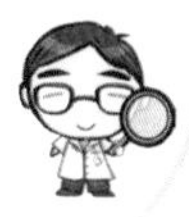

小鳥胃，吃不多

脾主運化，也就是消化能力。一個脾氣虛衰的人隨便吃點東西就腹脹，容易食積（食物停留在胃中不消化），導致食量小、食慾差。一般說來，年紀越大食量越小，就是因為脾氣漸衰的緣故，如果上了年紀的老人家還能夠一天吃三碗飯而不會感到腹脹，那麼恭喜了，他肯定會非常長壽的。

血壓偏低

由於脾掌管血液在脈中運行的能力，脾氣虛自然推不動血液，造成血壓偏低。

吃飽就睏

脾氣虛的人吃飯之後，脾氣全用在消化食物上，沒有餘力「升清降濁」，無力給大腦供血，所以飯後的大腦處於缺血的狀態中，而感到愛睏。

第1章
第2章
第3章
第4章
第5章
第6章
附錄

以上主要的脾虛問題，一般只會出現在中老年人身上，可是現在的年輕女性很多都不到三十五歲就出現這些症狀，可見後天人為所造成的「脾虛型早衰」，已經成了女性們正面臨的大問題。

「脾虛」的問題怎來

損傷脾胃的原因很多，除了前述，隨著衰老的出現，腎陽不能溫煦脾陽而引起脾陽虛衰外，不良的生活習慣和工作環境是現代人脾虛的主要原因。現代的職業婦女由於不良的飲食習慣及工作壓力，很容易罹患胃腸疾病，例如：胃炎、消化道潰瘍、腹痛、腹瀉、便祕、消化不良、胃腸功能紊亂……等，而這些疾病會影響到脾胃的正常運化功能，從而對氣血的化生產生嚴重的影響。

元代名醫李東垣在其著作《脾胃論》中說：「故夫飲食失節，寒溫不適，脾胃乃傷。此因喜怒憂恐，損耗元氣，資助心火。火與元氣不兩立，火

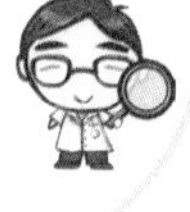

勝則乘其土位，此所以病也。」可見情緒壓力、飲食不節是導致脾氣損傷的主要原因。

此外，工作帶來的過度勞心也能傷脾。明代名醫張景岳在《景岳全書》中說：「思本乎心，經曰心怵惕思慮則傷神……然思生於心，脾必應之，故思之不已則勞傷在脾。經曰：思傷脾。」現在人之所以普遍脾氣虛，大多數也是因為心思太重的緣故，而女性向來又比男性多思、多憂、多愁，當然要比男性更容易脾虛了。

腎虛的男人老得快

腎與脾都是主導人體衰老的關鍵，但為什麼男人特別重「養腎」？《素問．上古天真論》：「丈夫八歲，腎氣實，髮長齒更。二八腎氣盛，天癸至，精氣溢瀉，陰陽和，故能有子。三八，腎氣平均，筋骨勁強，故真牙生而長極。四八，筋骨隆盛，肌肉滿壯。五八，腎氣衰，髮墮齒槁。六八，陽氣衰竭於上，面焦，髮鬢斑白。七八，肝氣衰，筋不能動，八八天癸竭，精少，腎臟衰，形體皆極，齒髮去。」說明男性的生命週期幾乎完全由腎氣所主導，除了筋僵硬是由於肝氣衰微（因為肝主筋），可見腎氣的充足與否是男性老化的主要因素。

腎的具體功能

「腎」藏精，主水、主骨生髓、主納氣，其華在髮，開竅於耳及二陰。

「腎藏精」，精是構成生命最主要的物質，是人體生長發育及生殖的物質基礎。腎是先天之本的儲存之處，其所藏之精的質量，直接影響人體的生長發育及生命週期。腎精越充足則越健壯有活力，身體健康又長壽。年老虛衰是腎精減退的表現。隨著年齡增長，腎氣會逐漸衰退，活力亦會相對減弱。

「腎主水」，腎負責人體水液的代謝工作，負責調節身體水液的分布及

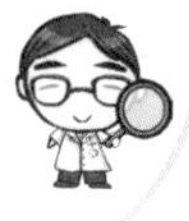

排泄，中醫稱此作用為「蒸騰氣化」，也就是將有用的清液分別輸送到其他臟腑，並將臟腑產生的濁液排出體外，成為尿液。

「腎主骨生髓」，由於腎藏精，而精能生髓（含腦髓），髓能滋養及生長骨骼。因此骨質的生長及再生倚賴於腎精的充養。牙齒也是由骨質構成，所以牙齒方面的疾病有時候也是腎虛的表現之一。

「腎主納氣」的納氣是指固攝、受納作用。納氣的功能是使呼吸時的清氣（自然界的空氣），能夠更深入人體；雖然呼吸的功能主要倚賴肺臟，但肺活量大小卻是倚賴腎的納氣功能。清朝林佩琴在《類症治裁》有言：「肺為氣之主，腎為氣之根，肺主出氣，腎主納氣，陰陽相交，呼吸乃和。若出納升降失常，斯喘作焉。」也就是說如果腎失納氣，就會導致呼吸表淺，動則氣喘等呼吸方面的問題。有時候慢性哮喘的疾病與腎不納氣有關，清代名醫徐靈胎曾說：「喘在肺為實，在腎為虛。若虛實混治，鮮不殘生，但疑似間極難辨認。」可見由腎虛引起的喘嗽症是很容易被誤診的。

「其華在髮」，由於腎藏精，而精能化血，髮為血之餘，若精與血都充

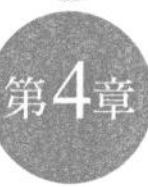
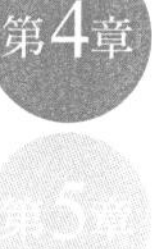

足，頭髮會顯得健康有光澤。

「開竅於耳及二陰」是指聽覺功能也是倚靠腎精來滋養。腎精不足會導致耳聾、耳鳴等聽覺問題及內耳不平衡引起的暈眩。此外，生殖器官或泌尿道的疾病與腎失調有關。

腎虛的具體表現

腎虛常被誤認為是性功能不佳的中醫專用詞，其實性能力差只是腎虛的其中一個表現而已。腎虛還分腎陰虛及腎陽虛，兩者症狀不同，病理機轉更是不同，若吃錯補錯會使病情越發嚴重。以下針對男性**腎陽虛**的具體症狀整理如下：

一、性能力衰退（陽萎、早瀉），性慾減低；

二、失眠多夢，健忘；

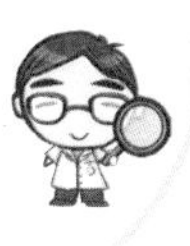

三、夜尿、頻尿；

四、精神倦怠，意志消沉，記憶力差；

五、胸悶氣短；

六、不到四十八歲就冒白髮（遺傳性少年白除外）；

七、腰膝痠軟；

八、牙齒動搖，掉髮，禿頭；

九、耳鳴頭暈、聽力差；

十、腿腳僵硬；

十一、免疫力差，畏寒怕冷，常感冒。

陽是陽熱，是看不見的能量，腎陽就是腎的能量。腎陽虛的症狀，總歸一句話就是「由腎所掌管的各種機能都因為能量不足而怠工」。腎掌管：生殖、泌尿、納氣、意志、頭髮、耳朵、牙齒、骨骼、腦髓。如果腎陽能量不足，就會使得相關機能無法妥善運作。

而**腎陰虛**的具體症狀則是：

一、手足心熱；

二、口乾舌燥；

三、耳鳴；

四、盜汗；

五、腰膝痠軟；

六、有性慾卻陽萎遺精；

七、小便清長或餘瀝不盡；

八、舌根苔白，舌質稍紅。

陰為陰液，腎陰就是由腎主導的汗液、精液、唾液、尿液……等物質。

如果把人體當成一口裝水的鍋子，當我們拿火在底下加熱時，鍋中的水會漸漸溫熱；如果一次拿數堆木柴點起熊熊大火，則鍋子的水很快就會達到沸騰高溫而蒸發，導致水分越來越少。

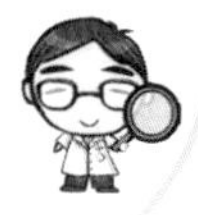

腎陰虛就好比這種情況，因為不良的飲食習慣及工作壓力導致體內氣機紊亂，氣鬱火大，把陰液都快燒乾了，所以具體表現出手腳發熱、口乾、慾火上升、舌質發紅的情況。這火是虛火，越加熱人越虛，與腎陽的那種讓人充滿活力的熱能不同。

讀者們應該經常在電視上看到各式各樣的補腎廣告，對於補腎這件事許多男性都自認為很了解，但根據臨床觀察，大多數人都認為補腎就是壯陽，甚至把男人補腎與提高性能力畫上等號；或者只要稍微感到疲累、腰痠或性功能衰退，就會跑去買補腎藥來吃。其實這些認知與行為都是錯誤的，有很高比例的男患者就是這樣吃壞身子的。應該先找專業的醫生診斷，搞清楚是腎陽虛還是腎陰虛，再按照醫囑依體質調養，切不可諱疾忌醫，亂服來路不明的藥物。

造成「腎虛」的壞習慣

從古至今，男性往往都是家中經濟的主要來源，所以通常工作起來都比較拼命，壓力較女人大，精神緊張、情緒煩躁，經常失眠，為了消除壓力又常常喜歡熬夜玩樂或沉迷電玩；工作時久坐不動，抽菸喝酒樣樣來，這些行為都會造成腎陰虛。還有，男性一般而言慾望比較多，想要名利、權力、財富、美人在側，「慾火」最能燃燒人的生命，適度的慾望給人努力的動力，但人最怕「慾壑難填」，因為那將會使人過度燃燒生命，非常不利於自身的生理及心理衛生。

且男性在性生活方面的慾望比女性旺盛，但自制力較差，縱慾久了又容易引起腎陽虛。再者，飲食不忌寒涼，太少曬太陽，整天吹冷氣，都會使體內積聚寒氣而損傷了腎陽。

基本上，腎虛問題一般只會出現在中老年人身上，可是現在的男性很多

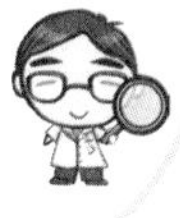

都年紀輕輕就開始出現症狀，如果不及時調養，不僅可能造成不孕，還會早衰短命。

不爽的人容易老，罹癌快

美國曾針對一群癌症患者作研究調查，發現這些病人在發病前的六到八個月，大多都遭遇了非常大的情感創傷，例如：心愛的家人過世、事業失敗破產……等難以宣洩的悲痛，以及抑鬱、絕望……等負面情緒在找不到出口的情況下，影響了免疫功能的正常運作，讓體內的癌細胞惡化成癌症。

另外一項研究顯示，具有抑鬱性格的人，癌症發病率及致死率都較一般人高兩倍以上；邁阿密大學醫學院曾對四十九名因家人剛去世，或重病的男子進行研究觀察，發現這些人體內的癌細胞糾察員「自然殺手細胞（吞噬細胞）」都沒有正常運作。

「生悶氣」更是一個危險因素，英國研究觀察四百名癌症患者，發現許多人無法藉由表達憤怒或敵意來自我保護，或是為了維持人際關係而將憤怒藏在心裡。另外一項乳癌患者研究發現，那些很少發怒或情緒反覆的人，比起經常表達憤怒情緒的人，更容易罹患惡性腫瘤；而通常在情緒爆發後會有一段時間仍繼續保持憤怒情緒的人，較常罹患良性腫瘤；至於沒有罹患任何腫瘤的健康婦女，則是在生氣後不久就將不爽的事件拋諸腦後，將注意力轉移到其他事情上。

雖然許多癌症的相關基因已被找到並證實具有遺傳性，但醫學界也發現，只有「致癌基因被活化」及「抑癌基因失活」兩者同時發生時，癌細胞才會有機會逃過免疫系統的糾察而開始壯大。

所謂的「致癌基因被活化」，指的是原本就存在於每個人體內的「致癌基因（Oncogene）」，因為外在因素的刺激，而從正常的細胞分裂轉變為失控性的分裂增殖。但就算如此，人體內還有「抑癌基因」能夠生產相關的抑癌因子，去抑制癌細胞的增生，所以只要抑癌基因正常運作，基本上癌細胞就無法坐大。但如果「抑癌基因失活」，也就是它失去功能無法運作，那麼

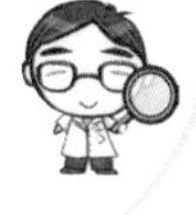

癌細胞就成了沒人管的山大王了。

什麼樣的情況下會導致「致癌基因被活化」及「抑癌基因失活」呢？答案是化學致癌物質、病毒及放射性物質。但就算身體已經產生了少許癌細胞，人體的免疫系統在正常狀態下也可以識別、消滅或抑制癌細胞，但是當免疫力下降時，癌細胞清除不乾淨或根本沒有被清除，就會導致癌症。

長期處在負面情緒，諸如：沮喪、憂鬱、憤怒、壓抑……等沒有紓解，正是降低免疫功能的主因，中醫認為這種「不爽情緒」會導致氣鬱體質。氣鬱就是體內的氣無法正常舒展，無法正常的周遊巡行全身。氣是推動血液運行的動力，如果長期氣鬱就會導致氣血瘀滯，形成血瘀體質。

就好比一個湖泊，如果上游有活水源源不絕注入，下游有出口能帶出湖面的垃圾髒汙，則湖泊內肯定生機盎然，魚蝦水草生生不息。但如果出入口被堵住，不再有活水注入髒水排出，久而久之這個湖泊裡面的生物得不到養分，又受垃圾產生的毒素影響，很快的就會不再有生命存活其中。

人體也是一樣的道理，所以血瘀體質的人體內總是有廢物毒素累積，久

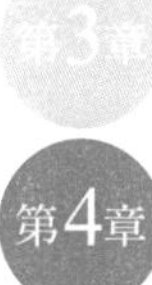

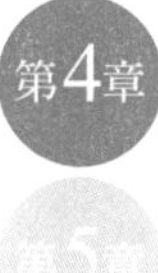

而久之當然就容易生病。根據統計，血瘀體質之人容易得癌症、心肌梗塞及中風，這些疾病都是體內的壞東西長期累積所導致的。

氣虛與氣鬱都是體內組織得不到能量的狀態，而能量不足是導致老化的原因。但氣鬱更嚴重，會導致血瘀，所以每天排除情緒毒素是非常重要的，因為情緒毒素與其他化學毒素一樣，都會引起癌症！千萬不能小覷。

測驗你的老化指數

老化是正常的生理歷程，但提早老化可就不正常了，如果年紀未到就出現老化症狀，將會提高罹癌及重症機率。以下幫讀者們規劃兩份檢測老化指數的問卷，男女指標不同所以須分開檢測。

滿分是五十分，如果超過二十六分就表示已出現提早老化的趨勢，超過三十六分則表示身體已經處在老化狀態，請盡快翻到第五章及第六章，趁早開始學習逆齡回春，不管現在幾歲，只要持之以恆的執行，都能收到效果！

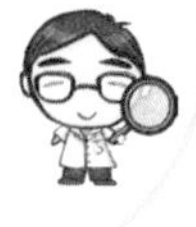

檢測老化指數—女性版

- □不到十四歲就初經來潮。 得4分
- □不到二十一歲就長智齒。 得2分
- □體力、記憶力已明顯變差。 得2分
- □已有法令紋、魚尾紋或眼周小細紋。 得2分
- □已有明顯的白頭髮。 得2分
- □已停經。 得2分
- □胸部下垂，臀部的微笑曲線消失。 得2分
- □臉部線條下垂，出現腮幫肉。 得2分
- □雙眼皮變內雙，眼窩凹陷。 得2分
- □手部肌膚乾燥，皮下組織減少，青筋明顯可見。 得2分

□脖子出現橫紋。 得2分

□出現眼袋。 得2分

□走不快。 得2分

□排便無力，大便不成形。 得2分

□說話聲小，有氣無力。 得2分

□容易疲勞。 得2分

□食量不大，一天吃不到二碗飯。 得2分

□吃飽就睏。 得2分

□血壓偏高或偏低。 得2分

□身體變僵硬。（肩膀、脖子、全身之筋） 得2分

□體脂肪超過標準值的20％（例如：年齡35歲的女性，體脂肪標準值上限為27％，27×20％＝5.4，若該位女性的體脂肪超過27＋5.4＝32.4％就算） 得2分

□過去十年內曾罹患過癌症。 得6分

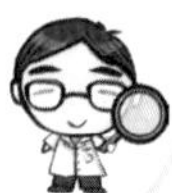

檢測老化指數—男性版

□不到十六歲就有夢遺經驗。 得2分

□不到二十四歲就長智齒。 得2分

□已經開始禿頭或有明顯的白頭髮。（遺傳性少年白除外） 得2分

□已有法令紋、魚尾紋或眼周小細紋。 得2分

□出現眼袋。 得2分

□吃飽就睏。 得2分

□血壓偏高或偏低。 得2分

□體力、記憶力已明顯變差。 得2分

□性能力衰退（陽萎、早瀉），性慾減低。 得4分

□失眠多夢，健忘。 得2分

□夜尿、頻尿。	得2分
□胸悶氣短。	得2分
□腰膝痠軟。	得2分
□耳鳴頭暈、聽力差。	得2分
□腿腳僵硬。	得2分
□免疫力差，畏寒怕冷，常感冒。	得2分
□盜汗。	得2分
□手足心熱。	得2分
□有性慾卻陽萎遺精。	得2分
□小便清長或餘瀝不盡。	得2分
□體脂肪超過標準值的20%（例如：年齡35歲的男性，體脂肪標準值上限為23，23×20%＝4.6，超過23＋4.6＝27.6%就算）	得2分
□過去十年內曾罹患過癌症。	得6分

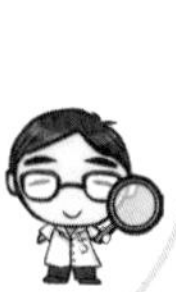

理想體脂肪率

性別	大於三十歲	小於三十歲	肥胖
男性	十四至二十％	十七至二十三％	二十五％以上
女性	十七至二十四％	二十至二十七％	三十％以上

資料來源：中華民國肥胖研究學會

第5章

食、衣、住、行、育、樂
逆齡回春的生活實踐

五行——金、木、水、火、土——又稱「五運」，
相應於人體的心、肝、脾、肺、腎等五臟。
如果想要擁有健康的身體，
就必須在日常生活中經常保持五行調和。

中醫認為人類生存的空間是大宇宙，而人體是與外界呼應的一個小宇宙，所以養生之道在於「順天應人」，「天」是宇宙運行的法則，「人」是人體運作的機制。上古時代的中國人將構成整個宇宙的元素歸納成五種不同的屬性，彼此相生相剋，稱為五行──金、木、水、火、土──又稱「五運」。因人類居住的地球屬於物質宇宙的一部分，因此居住環境也同樣具備五行屬性。此外，地球上的氣候特質被歸納為：風、寒、暑、燥、濕、火，六種不同的氣，不論是五運還是六氣，都相應於人體的心、肝、脾、肺、腎等五臟。

《黃帝內經》有言：「肝者屬木通於春；心者屬火通於夏；肺者屬金通於秋；腎者屬水通於冬；胃、腸屬土通於四季。」五行的消長變化構成了一年四季，影響著萬物的生長、壯大、衰老和死亡，萬物的生長、運動、變化都按照五行既定的節奏進行。所以，**如果想要擁有健康的身體，就必須在日常生活中經常保持五行調和。若五臟失衡，輕者病、老，重者死亡。**

〈素問遺篇．刺法論〉：「腎有久病者，可於寅時面向南，淨神不亂思，閉氣不息七遍，引頸咽氣吸之……」面向南就是練氣者站在北方，北方

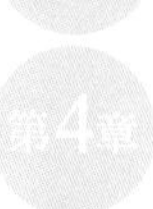

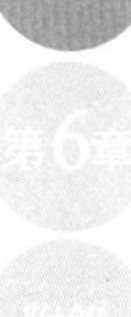

五行屬水，相對方位能形成水旺的氣場（磁場），而腎的五行屬水，如此一來即可透過方位與吐納，吸取大自然界的水氣，達到強腎健體的目的。

由以上舉例可知，結合生活起居如空間方位與時間，可以創造最佳的環境氣場，進而增強住在裡面的人的身體運氣，使其更加健康。

五行調和 讓生活健康順遂

不僅在臨床上會使用到這套五行調和原則，筆者也經常將它運用在自己與患者的日常生活中。在身體磁場較差的時候，思考判斷力、反應力、敏捷性都會變差，這時候就容易發生意外；如果能夠適度的採用五行調和，就能減少意外傷害的發生，也能讓生活中的大小事較為順遂如意。

我的患者之一林女士，我在今年初提醒她農曆六月要少外出。到了農曆六月初，她陪同先生外出應酬，因為先生喝酒所以回程由她代為駕駛，結果

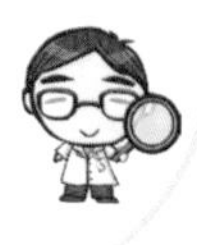

就在離家不遠處發生車禍。她撞到一位機車騎士，導致該名騎士在加護病房住了兩個月，林女士嚇到從此不敢開車出門。林女士在那段時間運中有三座山（土）幫她把水擋住了，對她的影響很嚴重，就算自己沒出事也會傷到別人。這是她第一次聽說五行調和論，立刻就應驗，讓她從此深信不疑。

還有患者李女士，在二〇一一年時，我跟她說年底到二〇一二年初，這段時間要特別小心乳房方面的疾病。她銘記在心，時間一到就去雲林某教學醫院檢查。醫生問她要檢查什麼，她說乳房腫塊。醫生問她有摸到嗎？她說沒有摸到，是中醫師建議她檢查的。結果一檢查發現有一個兩、三公分的良性腫瘤。醫生說良性的就暫時觀察不需處理，但她還是很擔心，又回來找我調養，目前為止一切無恙。

另外一位吳女士，我在二〇一二年三月時，跟她說六月份需特別小心，身體狀況不好，最好在家修養，沒事不要外出。但她是個非常外向，喜歡交朋友、到處玩的人，要她不出門實在很難。結果她按捺不住還是跑出去找朋友，就在開車時突然中風，幸好她使盡力氣把車停在路邊求救，否則後果不堪設想。

五行調和除了與健康有關，還能應用在其他方面，例如事業及考試運。患者陳先生因為被倒貨款上千萬，擔心得每天睡不著覺，身體越來越差。我跟他說農曆六月過完之後，多穿綠色衣服、在家種綠色植物，因為綠色「疏土」（紓解太過的土氣），對他有益。然後去拜拜，藉由宗教力量撫慰不安的心靈。目前為止被倒債的千萬元已收回八、九百萬，大概還有一百萬還沒收回，但他已經吃得下、睡得著了。

有位王小姐一直很想考警察及教師，但考了三年都沒上。某次來看診時隨口說起這事，我就建議她下次報考時，選擇北方考區，並穿黑色或藍色衣服上考場，結果當年就考上了，且雙榜提名。另一位也想考國考的朱小姐，也連續考了四年都落第，我建議她往南方報考，考試時穿紅色或紫色衣服，戴紫水晶，最後也是順利考取。

所以日常生活中，能夠運用五行調和的場合非常多，應用之物也很多元。本章節主要在敘述如何從日常生活中運用「食、衣、住、行、育、

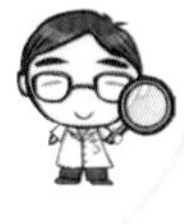

樂」，來經營五運六氣的調和。

「食」就是運用藥食同源、食物即藥物的原則，提供讀者不同體質的食療建議；「衣」則是運用色彩能量與衣料質地、剪裁的五行屬性，歸內出調和五臟的穿衣原則；「住」與「行」乃是運用空間方位結合《黃帝內經》中的五運六氣原理，運用在陽宅風水擺設上，以及提供出門遠遊時最安全適合的方位及地區；「育」則是依照個人五行屬性，提供適合的心靈提升方案；「樂」就是運用五行方位結合當時的五運六氣氣候特質，提供適合的旅遊、玩樂類型及地區建議。

「食」在回春：越吃越年輕的食補、食療

誠如〈第二章〉所言，現代人之所以提早老化，多數都是因為不了解自己的體質，隨意吃喝導致五臟六腑早衰產生病變。

當然也有一種人是明知故犯，愛吃冰、喝咖啡、嗑甜食、嗜麻辣……等等，倚恃年輕力壯就認為無所謂，可如今放眼全世界，罹患癌症、心臟病、中風、糖尿病的人已越來越年輕化。多數人只追求外表的年輕亮麗，卻不知內臟的老化是導致外表蒼老的主因。其實只要五臟六腑的功能俱全，外表就能看起來凍齡。

中醫認為「藥食同源」，又有「食物即藥物」的說法。古時候的藥材稀少難以取得，所以一般平民百姓除非大病否則不輕易服藥，因此古代良醫便為眾生研發了許多養生食補，且都採用平價、易取得的食材為主。流傳數千年之後，隨著時代變遷，食療也轉變成中華民族飲食文化的一大特色，甚至影響了週邊國家的飲食習慣。

以下是針對十種不同體質之飲食宜忌，整理歸納出食物清單及建議食譜，**請讀者先翻到附錄一（第二七六頁）的後天體質檢測表**，檢測出自己的後天體質之後，再參考飲食方案來調養五臟六腑，只要有恆心、有毅力，再配合第六章的抗老回春功法，一定能看到成果。

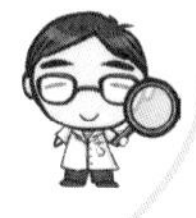

陽虛體質的逆齡祛病飲食方案

宜吃食物

五穀根莖：山藥、腰果、松子、核桃。

蔬菜：韭菜、南瓜、洋蔥、胡蘿蔔。

海鮮：黃鱔、海參、鰱魚、鱒魚、白帶魚。

豆類：扁豆、白鳳豆、豆漿。

肉類：羊肉、牛肉、雞肉、豬肚、豬肝、火腿。

水果及乾貨：櫻桃、荔枝、榴槤、紅棗、黑棗、桂圓、栗子、楊梅……等。

其他：大蒜、辣椒、香菜、生薑、茴香。

忌吃食物

五穀根莖：蓮子芯。

蔬菜：綠豆芽、苦瓜、黃瓜、絲瓜、芹菜、竹筍、莧菜、薺菜、茭白筍、茄子、海帶、紫菜、銀耳、荸薺。

海鮮：帶殼海鮮（如：螃蟹、蝦、貝類）、黑魚、鯉魚、鰻魚、海蜇。
肉類：鴨肉。
水果：柑橘、柚子、香蕉、西瓜、火龍果、柿子、梨、枇杷、甘蔗、甜瓜。
其他：綠茶。

食譜

山藥雞肉飯

材料
雞肉一〇〇公克、山藥五〇公克、糙米一〇〇克、黑胡椒粒適量。

做法
1. 糙米先泡四小時。
2. 將雞肉與山藥分別煮熟，切成細小丁狀。
3. 雞肉、山藥與糙米加水，煮成飯，最後灑上黑胡椒粒適量。

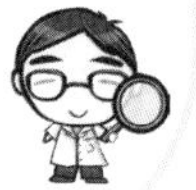

乾煎白帶魚

材料 白帶魚三〇〇公克、芥花油或橄欖油一湯匙（可用耐高溫的油品替換）、胡椒粉適量、檸檬片一片。

做法 將白帶魚洗淨切成片狀，熱鍋倒入油品一湯匙，放入白帶魚，以中火煎至兩面金黃熟透，起鍋再灑上胡椒粉，並擠上檸檬即可。

乾麵佐雞肉

材料 麵條一把、雞胸肉五〇公克、低鹽醬油一至三匙、醋一匙。

做法 雞胸肉煮熟後備用，麵條煮熟後撈起，再放入醬油、醋拌勻即可。

養生茶飲

桂圓紅棗飲

材料

桂圓三十公克、肉桂五公克、紅棗六至八顆。

做法

將所有材料加入一五〇〇毫升的水，一起煮沸，待稍涼後，即可飲用。

絞股藍茶

材料

絞股藍九至十二公克。

做法

將絞股藍切碎後，用五〇〇毫升的熱水沖泡，待十分鐘後，即可飲用。

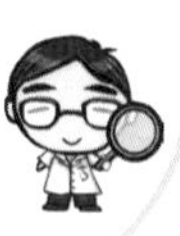

龍眼山楂茶

材料
龍眼三十公克、山楂二十公克。

做法
將所有材料用熱水五〇〇至一〇〇〇毫升沖泡，待十分鐘後即可飲用。

陽盛體質的逆齡祛病飲食方案

宜吃食物

蔬菜：芹菜、菠菜、油菜、金針菜、生菜、絲瓜、黃瓜、蘆筍、百合、荸薺、蕃茄、苦瓜。

海鮮：牡蠣、蟹、蚌肉。

肉類：鴨肉。

水果：梨、李子、枇杷、柿子、香蕉、西瓜、柑仔、柳橙、甜瓜、楊桃、草莓……等。

忌吃食物

蔬菜：韭菜。

海鮮：蝦仁、鰱魚、黃鱔、鯽魚。

肉類：牛肉、雞肉、羊肉。

水果及乾貨：桃子、榴槤、桂圓、荔枝、核桃、黑棗、桂皮……等。

其他：咖哩、蔥、薑、蒜、辣椒、花椒、茴香、香菜。特別忌藥酒，尤其是壯陽類藥酒、補藥酒。

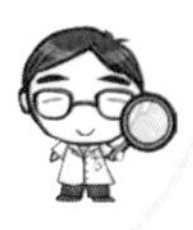

食譜

蓮藕糙米飯

材料 糙米四十公克、白米四十公克、蓮藕五十公克。

做法 1. 糙米、白米洗淨，浸泡清水約二小時，瀝乾水分備用；蓮藕洗淨去皮切小塊，備用。

2. 將所有材料放入電子鍋，加入適量水，煮熟後再燜十五分鐘即可食用。

荸薺甘蔗蒸魚

材料 鱸魚半尾、荸薺五顆、甘蔗六十公克、米酒二小匙。

做法

1. 鱸魚切段；荸薺洗淨去皮，泡冷水備用；甘蔗洗淨切小段備用。
2. 在蒸盤中，放入鱸魚、荸薺、甘蔗、米酒。
3. 將蒸盤放入電鍋，外鍋放一杯水，待開關跳起後，再燜約十分鐘，即可取出食用。

木耳黃瓜炒蛋

材料

木耳十五公克、小黃瓜三十公克、紅蘿蔔十五公克、筍絲十五公克、低鹽醬油適量、芥花油或橄欖油二湯匙（可用其他耐高溫的油品替換）、蛋一顆。

做法

1. 木耳、小黃瓜洗淨切絲；紅蘿蔔洗淨去皮切絲，蛋去殼打散成蛋液。
2. 在炒鍋內放入芥花油或橄欖油一湯匙，將蛋液放入，煎到半熟後取出

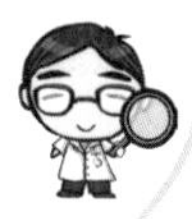

備用。

3. 另放入芥花油或橄欖油一湯匙，將木耳、小黃瓜、紅蘿蔔、筍絲放入翻炒，加入少量水煮到滾後，放入蛋皮及低鹽醬油拌勻後，即可熄火盛盤。

養生茶飲

菊花薏仁茶

材料

菊花八公克、薏仁二十公克。

做法

將所有食材用五〇〇毫升的熱水沖泡二十分鐘後，即可飲用。

山楂茶

材料
山楂十五公克、陳皮十公克、麥芽十公克。

做法
將所有材料加入八〇〇毫升的水，煎煮二十分鐘，去藥渣後，當茶喝。

決明子烏梅茶

材料
炒決明子十五公克、烏梅十公克、肉蓯蓉十公克、陳皮十公克、枸杞十公克。

做法
用一〇〇〇毫升水煎煮二十分鐘後，過濾藥渣加入適量蜂蜜即可飲用。

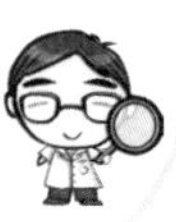

陰虛體質的逆齡袪病飲食方案

宜吃食物

五穀根莖：薏仁、黑芝麻、松子、黑豆、鮮蓮藕、蓮子、生菱角。

蔬菜：冬瓜、絲瓜、苦瓜、黃瓜、菠菜、銀耳、百合、豆腐、綠豆芽、莧菜、芹菜、薺菜、金針菜、茭白筍、蘿蔔、茄子、番茄、蘑菇、紫菜、海帶、荸薺。

海鮮：螃蟹、墨魚、鯉魚、鰻魚、蚌肉、海蜇、蛤蜊、牡蠣、海參、鮑魚、淡菜。

肉類：鮮豬肉、豬腦、豬肺、豬蹄、鴨肉、鵝肉。

奶蛋類：鴨蛋。

水果及乾貨：甘蔗、香蕉、梨子、柿子、枇杷、檸檬、蘋果、楊桃、桑椹、芒果、鳳梨、椰子、羅漢果、西瓜、石榴、葡萄……等。

第1章
第2章
第3章
第4章
第5章
第6章
附錄

忌吃食物

蔬菜：韭菜。

海鮮：蝦仁、鰱魚、黃鱔、鯽魚。

肉類：羊肉。

水果及乾貨：桃子、荔枝、桂圓、核桃、黑棗、榴槤、桂皮。

其他：蔥、薑、蒜、辣椒、花椒、茴香、香菜。

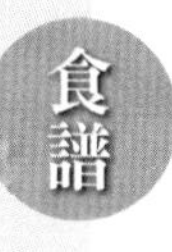

黃金豆腐

材料

板豆腐一塊、低鹽醬油適量、芥花油或橄欖油二湯匙（可用其他耐高溫的油品替換）。

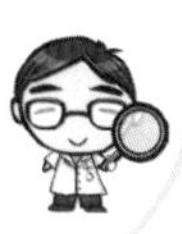

做法

1. 豆腐切成約一公分片狀。
2. 在炒鍋加入芥花油或橄欖油二湯匙，待油熱時，放入切片豆腐煎到兩面金黃後，放入低鹽醬油調味，即可食用。

柴魚拌龍鬚菜

材料

龍鬚菜三〇〇公克、柴魚片適量、橄欖油二湯匙、低鹽醬油二湯匙、水果醋二湯匙。

做法

1. 龍鬚菜去粗梗、老葉，洗淨切大段，放入沸水中汆燙一至二分鐘後，用冷開水沖涼，撈出瀝乾擺盤。
2. 淋上低鹽醬油、橄欖油、水果醋，灑上柴魚片即可食用。

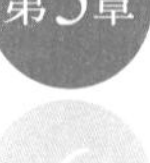

川貝冰糖燕窩

材料

燕窩五公克（可用白木耳三十公克替代）、川貝五公克、冰糖適量。

做法

1. 燕窩與川貝放入鍋內，加水適量，隔水蒸至熟軟。
2. 去掉藥渣，加入冰糖適量，再燉煮片刻即可食用。

養生茶飲 西洋參茶

材料

西洋參十公克、五味子十公克、麥門冬十公克、石斛七公克、砂仁五公克。

做法

將所有藥材放入一五〇〇毫升的水，一起煮沸，待十五分鐘後，即可飲用。

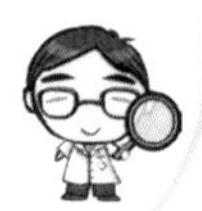

百合雪梨茶

材料

雪梨一個、百合二〇〇公克。

做法

1. 雪梨榨汁備用，百合洗淨放入鍋子，加五〇〇毫升水煮沸。
2. 百合湯煮沸後，轉小火煮三十分鐘。
3. 熄火後，加入雪梨汁攪勻放涼後，即可飲用。

麥門冬枸杞茶

材料

麥門冬五公克、綠茶三公克，枸杞五公克。

做法

將所有材料用三〇〇毫升的熱開水沖泡，十五分鐘後即可飲用。

氣虛體質的逆齡祛病飲食方案

宜吃食物

五穀根莖：栗子、花生、山藥、芡實、熟蓮藕、蓮子、榛果。

蔬菜：南瓜、鮑魚菇、香菇、猴頭菇、絲瓜、薺菜、百合、高麗菜。

海鮮：泥鰍、黃鱔、鯽魚、帶魚、章魚、墨魚、鱸魚、黃花魚、鯧魚、鱖魚。

豆類：白鳳豆、白扁豆、黃豆、豆製品、豌豆、土豆。

肉類：豬肉、豬腎、野豬肉。

水果及乾貨：櫻桃、蘋果、紅棗……等。

忌吃食物

五穀根莖：生蓮藕、生蘿蔔。

蔬菜：苦瓜、黃瓜、竹筍、黃豆芽、芥菜、苜蓿芽、酸菜、韭菜、荸薺。

海鮮：蝦、蟹。

奶蛋類：松花蛋。

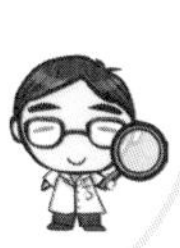

肉類：牛肉、羊肉。

水果及乾貨：西瓜、柚子、柳橙、金橘、山楂、佛手柑、檳榔。

其他：辣椒、蔥、薄荷。

食譜

南瓜蓮子飯

材料

白米一杯、南瓜五十公克、蓮子三十公克、枸杞十公克、水適量。

做法

1. 白米洗淨備用；枸杞洗淨備用；蓮子洗淨去心，浸泡到發脹後瀝乾水；南瓜去皮、去籽，切丁備用。
2. 將白米、蓮子、南瓜和枸杞，盛裝後放入電鍋中，加入適量水，煮熟後再燜十五分鐘，即可食用。

香煎香魚

材料

香魚數條、芥花油或橄欖油適量（可用其他耐高溫的油品替換）、胡椒粉適量、低鹽醬油適量、檸檬片三片。

做法

1. 香魚洗淨，將水分瀝乾，起油鍋熱油，將香魚放入，煎至兩面金黃即可盛起。
2. 灑上胡椒粉、低鹽醬油、擠上檸檬汁即可食用。

滋補麵疙瘩

材料

麵粉二五〇公克、山藥粉十公克、茯苓粉十公克、洋菇一〇〇公克、青菜一〇〇公克。

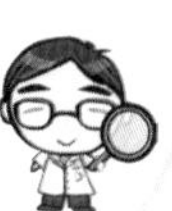

做法

1. 麵粉中加入適量太白粉及蛋清，再加山藥粉、茯苓粉及適量胡椒，和在麵粉中揉成麵團，將麵團削片放入沸水中，煮熟後撈出。
2. 將麵疙瘩與洋菇一起燉煮，加入青菜，滴入少許低鹽醬油與醋即可食用。

養生茶飲

黃耆山藥茶

材料

黃耆七公克、黨參七公克、山藥十五公克、白朮五公克、茯苓五公克、甘草三公克。

做法

將上述所有的藥材放入一五〇〇毫升的水中，煮十五分鐘後，即可飲用。

黨參黑棗茶

材料

黑棗十顆、黨參三十克。

做法

將上述的藥材放入一〇〇〇毫升的水中，煮二十分鐘後，即可飲用。

山藥參朮茶

材料

山藥五公克、黨參三公克、白朮三公克。

做法

將上述材料用三〇〇毫升的熱開水沖泡十分鐘後，即可飲用。

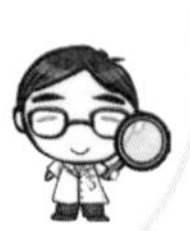

濕熱體質的逆齡祛病飲食方案

宜吃食物

五穀根莖：生蓮藕、綠豆、紅豆、薏仁。

蔬菜：苦瓜、冬瓜、絲瓜、芹菜、薺菜、金針菜、芥蘭菜、紫菜、海帶、竹筍、萵苣、荸薺。

海鮮：泥鰍、魚肉、鯉魚、魷魚。

豆類：四季豆、扁豆。

肉類：瘦肉、雞胗、豬肚、鴨肉。

水果及乾貨：梨、西瓜、柿子。

忌吃食物

五穀根莖：糯米、馬鈴薯。

蔬菜：韭菜、南瓜、各種醃菜、銀耳、燕窩。

肉類：肥肉、羊肉、鵝肉。

水果及乾貨：荔枝、桂皮、桂圓、紅棗、瓜子。

奶蛋類：奶油。

其他：辣椒、生薑、胡椒、花椒、大蒜、蔥、豆豉、蜂蜜、麥芽糖。

食譜

薏仁飯

材料

白米八十公克、紅薏仁八十公克。

做法

1. 紅薏仁洗淨泡水六小時，白米洗淨備用。
2. 將白米、薏仁放入電鍋中，加入適量水，煮熟後再燜十五分鐘即可食用。

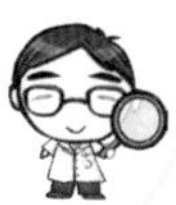

薺菜蘆筍小魚乾

材料

薺菜一〇〇公克、蘆筍五〇公克、小魚乾一〇〇公克、芥花油或橄欖油二湯匙（可用其他耐高溫的油品替換）。

做法

1. 薺菜洗淨、剁碎，蘆筍切丁備用。
2. 油放入鍋內，倒入薺菜、蘆筍、小魚乾，拌炒均勻，最後加入胡椒粉調味即可。

雙花絲瓜

材料

金銀花三公克、絲瓜四〇〇公克。

第1章
第2章
第3章
第4章
第5章
第6章
附錄

做法

1. 絲瓜去皮切塊；金銀花用開水泡開，取汁備用。
2. 煮滾一鍋水，把絲瓜放入，待熟後撈起備用。
3. 先將金銀花的藥汁放入鍋內後，再放入絲瓜，最後勾芡，可使用白胡椒粉調味。

茵陳茯苓茶

材料

茵陳七公克、茯苓七公克、野菊花十二公克、藿香七公克、白扁豆七公克、甘草三公克。

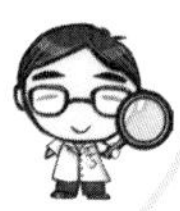

做法

將上述藥材用一〇〇〇毫升的熱開水沖泡，待十分鐘後，即可飲用。

玄參麥冬茶

材料

玄參三公克、麥冬五公克。

做法

將上述藥材用三〇〇毫升的熱開水沖泡，待十分鐘後，即可飲用。

竹葉蘆根茶

材料

淡竹葉三公克、蘆根五公克。

做法

將上述藥材用三〇〇毫升的熱開水沖泡，待十分鐘後，即可飲用。

痰濕體質的逆齡祛病飲食方案

宜吃食物

五穀根莖：薏仁、白蘿蔔、山藥、蓮藕。

蔬菜：荸薺、紫菜、海帶、香菇、高麗菜、冬瓜、韭菜、芥菜。

海鮮：鰱魚、鱒魚、帶魚、泥鰍、黃鱔、海參、海蜇。

豆類：扁豆、紅豆、蠶豆。

肉類：牛肉、羊肉、雞肉。

水果及乾貨：荔枝、檸檬、櫻桃、白果、檳榔、佛手柑、栗子……等。

其他：洋蔥、辣椒、大蒜、香椿、生薑……等。

忌吃食物

蔬菜：甜菜。

海鮮：帶殼海鮮（如：蝦、蟹、貝類、蚌肉、牡蠣）。

肉類：鴨肉。

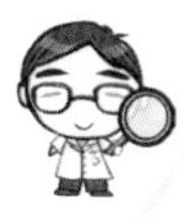

水果及乾貨：柚子、枇杷、西瓜、石榴、楊梅、紅棗、山楂。

其他：枸杞。

食譜

香菇竹筍飯

材料　白米二杯、竹筍一〇〇公克、香菇二朵、低鹽醬油適量、水適量。

做法

1. 白米洗淨，浸泡清水約十至十五分鐘，竹筍切丁，香菇泡水切丁。
2. 將材料及低鹽醬油放入電鍋中拌勻，煮熟後再燜十五分鐘即可食用。

香烤柳葉魚

材料

柳葉魚三〇〇公克、新鮮迷迭香適量、黑胡椒粒適量、檸檬片二片。

做法

1. 烤箱預熱二二〇度十分鐘。
2. 將柳葉魚洗淨擦乾，灑上黑胡椒粒、新鮮迷迭香，放入預熱的烤盤中，烤箱烤二十分鐘後，擠入檸檬即可食用。

赤豆蒸鯉魚

材料

鯉魚三〇〇公克、赤小豆五〇公克、米酒一小匙、生薑、蔥段、胡椒粉適量。

做法

1. 將鯉魚洗淨切段後，與其他材料放入盤中。
2. 放入電鍋，外鍋放一杯的水，待電鍋跳起後，再燜十五分鐘即可食用。

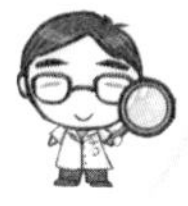

養生茶飲

黨參薏仁茶

材料

黨參十二公克、薏仁三十公克、芡實六公克、山藥十二公克、蓮藕九公克。

做法

用一五〇〇毫升的水，煮十五分鐘後即可飲用。

菊花荷葉茶

材料

菊花六公克、乾荷葉十公克。

做法

煮一五〇〇毫升的水，加入適量冰糖，即可飲用。

桂花陳皮茶

材料

桂花二公克、陳皮三公克。

做法

將上述材料用三〇〇毫升的熱開水沖泡十分鐘後即可飲用。

氣鬱體質的逆齡袪病飲食方案

宜吃食物

五穀根莖：花生、黑芝麻、小麥、高粱、蕎麥、蓮子、蘿蔔。

蔬菜：韭菜、洋蔥、苦瓜、金針菜、海帶、海藻。

海鮮：各種小型魚皆可。

豆類：豆製品、白鳳豆。

奶蛋類：乳製品、蛋黃。

肉類：瘦肉。

水果及乾貨：金橘、柑橘、柳橙、龍眼、佛手柑、山楂、紅棗、南瓜子、葡萄乾。

其他：香菜、茴香、蔥、蒜。

忌吃食物

辣椒、濃茶、咖啡……等刺激品，肥甘厚味（如：油炸、甜食、肥肉）的食物，核桃。

食譜 五穀玉米飯

材料

五穀米一杯、紅蘿蔔二十公克、枸杞二十公克、玉米粒一〇〇公克。

第1章
第2章
第3章
第4章
第5章
第6章
附錄

做法

1. 五穀米洗淨，浸泡冷水約三十分鐘，紅蘿蔔去皮切丁，枸杞泡水，玉米粒洗淨備用。
2. 將上述材料，放入電鍋中，煮熟後再燜十五分鐘即可食用。

清蒸鯧魚

材料

鯧魚一條、老薑三至五片、蔥二支、低鹽醬油適量。

做法

1. 鯧魚洗淨擦乾、放入蒸盤、灑上青蔥、薑片，淋上低鹽醬油。
2. 放入鍋蒸約十分鐘，燜約五分鐘後，即可取出食用。

韭菜炒墨魚

材料

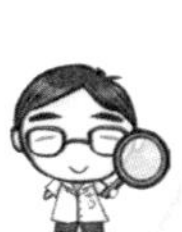

韭菜花一五〇公克、墨魚一隻、低鹽醬油二湯匙、蒜頭二瓣、芥花油或橄欖油二湯匙（可用其他耐高溫的油品替換）、米酒一小湯匙、低鹽醬油適量。

做法

1. 韭菜花去粗梗、老葉洗淨切段，墨魚洗淨切小段，蒜頭去皮切末。
2. 起油鍋，待油熱後，放入蒜頭爆香，放入墨魚、韭菜花翻炒，再放入調味料，待熟入味後，即可盛起食用。

養生茶飲

薄荷小麥茶

材料

薄荷十公克、小麥十五公克、紅棗十個、甘草五公克、百合十公克、蓮子十公克、冰糖四公克。

做法

將上述材料加入一五〇〇毫升的水，煮沸後飲用。

決明子雙花茶

材料

炒決明子五公克、菊花三公克、玫瑰花三公克，枸杞三公克。

做法

將上述材料用五〇〇毫升的熱開水沖泡，十分鐘後即可飲用。

快樂茶

材料

金針花三十公克、合歡皮十公克、蜂蜜一小匙。

做法

將前二項材料用三〇〇毫升的水，以電鍋煮三十分鐘後去渣，放涼後再

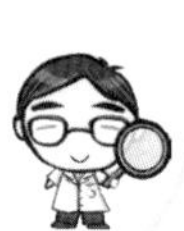

加入蜂蜜，於睡前一個小時前飲用。

玫瑰枸杞茶

材料
玫瑰花一公克、西洋參三公克、枸杞三公克。

做法
將所有材料用三〇〇毫升的熱開水沖泡，十分鐘後即可飲用。

血虛體質的逆齡袪病飲食方案

宜吃食物

五穀根莖：紅皮花生、榛果、胡蘿蔔、黑豆。

蔬菜：菠菜、薺菜、苜蓿、芹菜、番茄、油菜、黑木耳、蘑菇、枸杞苗。

海鮮：海參、黃鱔、黑鯉魚、魷魚、黃魚、帶魚、淡菜、甲魚。

豆類：黃豆、毛豆。

奶蛋類：雞蛋。

肉類：羊脛骨、牛肉、牛筋、烏骨雞、動物肝臟。

水果及乾貨：葡萄、龍眼、桑椹、柑橘、紅棗、南瓜、香瓜、西瓜……等。

其他：紅糖、薑。

忌吃食物

五穀根莖：白蘿蔔。

蔬菜：海藻、芥蘭、荸薺……等。

海鮮：蝦仁、螃蟹。

水果及乾貨：梨。

其他：草荳蔻、荷葉、白酒、薄荷、菊花、檳榔、辣椒、花椒、蔥、蒜……等。

食譜

栗子蒸飯

材料 白米二杯、栗子十至十二顆、黑芝麻適量、水適量。

做法
1. 白米洗淨備用，栗子洗淨泡水一個小時。
2. 將白米及栗子放入電鍋中，放入適量水，煮熟後燜十五分鐘，再灑上黑芝麻，即可食用。

八珍燉鱸魚

材料 鱸魚一條、八珍湯中藥材一包。

做法

1. 鱸魚洗淨拭乾切成數段，將鱸魚及八珍湯包放入鍋中。
2. 再加入適量的水，燉煮約三十分鐘後即可食用。

枸杞菠菜

材料

菠菜六〇〇公克、薑絲適量、低鹽醬油適量、芥花油或橄欖油二湯匙（可用其他耐高溫的油品替換）、枸杞十公克。

做法

1. 菠菜六〇〇公克洗淨切段，枸杞洗淨泡水備用。
2. 取一湯鍋加水煮沸，放入菠菜汆燙一分鐘後撈起盛盤。
3. 再淋上低鹽醬油、橄欖油、灑上枸杞及薑絲，拌勻後即可食用。

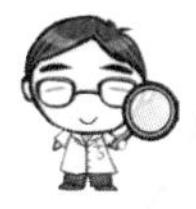

養生茶飲

黨參紅棗茶

材料 黨參二十公克、龍眼肉十公克、紅棗十個、綠茶六公克、仙鶴草二十公克。

做法 將所有藥材加水一五〇〇毫升，煮滾放涼，一星期喝五天。若上火可加知母五克，待體質改善即可停喝。

菊花桑椹茶

材料 菊花三公克、桑椹五公克。

做法 將所有材料用五〇〇毫升的熱開水沖泡，待十分鐘後，即可飲用。

何首烏甘草茶

材料

何首烏三公克、甘草三公克、紅糖適量。

做法

將所有材料用三〇〇毫升的熱開水沖泡，十分鐘後即可飲用。

三紅湯

材料

紅棗七個、紅豆五十公克、花生紅衣（花生薄膜）適量。

做法

將所有材料用水熬煮，喝湯吃料，每日一次。

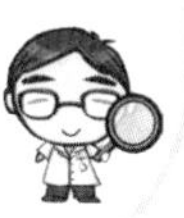

血瘀體質的逆齡祛病飲食方案

宜吃食物

五穀根莖：薏仁、生蓮藕、白蘿蔔。

蔬菜：韭菜、黑木耳、竹筍、芥末、茄子、油菜、蒟蒻、冬瓜、蘑菇。

海鮮：海參、鯉魚。

豆類：白扁豆、赤小豆。

水果及乾貨：金橘、山楂、桂皮。

其他：菜籽油、醋、紅糖、洋蔥、大蒜、生薑。

忌吃食物

五穀根莖：栗子、甘薯、芋頭。

海鮮：鰻魚、蟹黃、魚卵。

豆類：蠶豆。

奶蛋類：奶油、蛋黃。

肉類：肥肉。

其他：巧克力、油炸食品、甜食。

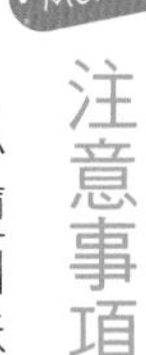

注意事項

1. 少鹽和味精。
2. 韭菜、洋蔥、大蒜、桂皮、生薑性溫，適合冬季吃；生蓮藕、黑木耳、竹筍、芥末、茄子、蒟蒻性涼，適合夏季吃。

食譜

筍香豆皮飯

材料

白米二杯、綠竹筍一〇〇公克、腐皮五十公克、低鹽醬油適量。

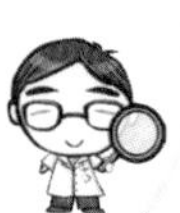

做法

1. 白米洗淨，浸泡清水約十至十五分鐘，綠竹筍去殼切絲，腐皮洗淨切絲。
2. 將上述材料放入電鍋中加入二杯水，加入適量低鹽醬油，煮熟後再燜十五分鐘即可食用。

香煎肉魚

材料

肉魚三至五尾、芥花油或橄欖油適量、白胡椒粉適量、低鹽醬油適量。

做法

1. 肉魚洗淨瀝乾水備用。
2. 起油鍋熱油，放入肉魚煎到兩面金黃盛起，灑上白胡椒粉，淋上低鹽醬油即可食用。

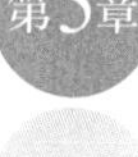

蒜香地瓜葉

材料

地瓜葉二〇〇公克、蒜頭二至三瓣、低鹽醬油適量、橄欖油二湯匙。

做法

1. 地瓜葉挑出嫩葉洗淨備用；蒜頭去皮切沫。
2. 取一鍋，加適量水煮沸，放入地瓜葉汆燙一分鐘後撈起，沖冷開水瀝乾擺盤。
3. 淋上調味料，灑上蒜頭拌勻即可食用。

養生茶飲

香附薄荷茶

材料

香附六公克、薄荷六公克、阿膠十二公克、核桃六公克、白芍六公克。

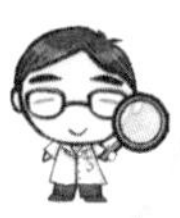

做法

將所有藥材用五〇〇毫升的熱水沖泡，待十分鐘後，即可飲用。

山藥金橘茶

材料

山楂五公克、金橘五公克、紅糖五公克、玫瑰花二錢、茉莉花二錢。

做法

將所有藥材用五〇〇毫升的熱水沖泡，待十分鐘後，即可飲用。

薏仁丹參飲

材料

薏仁五公克、白朮五公克、丹參三公克、益母草三公克。

做法

將所有藥材用五〇〇毫升的熱開水沖泡，待十分鐘後，即可飲用。

過敏體質的逆齡袪病飲食方案

宜吃食物

五穀根莖：胚芽米、糙米。

蔬菜：花椰菜、菠菜、A菜……等；番茄、紅蘿蔔。

肉類：雞肉、羊肉。

豆類：紅豆、綠豆、豌豆、黃豆。

奶蛋類：鴨蛋。

水果及乾貨：蘋果、葡萄、桃子、李子、芭樂。

其他：燉雞湯、紅棗、人參、枸杞、黃耆、蜂蜜。

忌吃食物

五穀根莖：蕎麥、花生、核果類。

蔬菜：茄子、芹菜。

海鮮：帶殼海鮮（蝦、蟹、貝類）、有鰭的魚（鮪魚、鮭魚、鱈魚、鯉魚）。

豆類：蠶豆、白扁豆。

奶蛋類：牛奶、雞蛋。

肉類：鵝肉、牛肉。

水果及乾貨：西瓜、梨子、橘子、柳丁、芒果、荔枝、榴槤。

其他：油炸物、酒、辣椒、濃茶、咖啡……等刺激物，冰品、飲料、甜食、蜜餞。

食譜 糙米地瓜飯

材料 糙米二杯、地瓜一條、枸杞十公克。

做法

1. 糙米洗淨，浸泡清水約三十分鐘，地瓜洗淨去皮切塊備用。枸杞洗淨備用。

2. 糙米及地瓜及枸杞放入電鍋中內加入二杯水，待煮熟後再燜十至十五分鐘後，即可食用。

香煎鯖魚

材料

鯖魚二至三尾、芥花油或橄欖油二湯匙（可用其他耐高溫的油品替換）、黑胡椒粉適量、檸檬二至三顆、米酒二湯匙、味醂二湯匙。

做法

1. 鯖魚洗淨擦乾，魚背上橫劃數刀，淋上米酒二湯匙備用；檸檬洗淨切片備用。
2. 起油鍋熱油，放入鯖魚，煎到兩面略呈金黃色後，淋上味醂，即可呈盤。
3. 最後灑上黑胡椒粉，檸檬片擺盤即可食用。

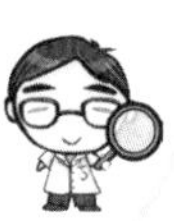

蒜香大陸妹

材料

大陸妹三〇〇公克、蒜頭二至三顆、橄欖油一湯匙、低鹽醬油適量。

做法

1. 大陸妹洗淨瀝乾水分，蒜頭洗淨剝皮切末備用。
2. 取一湯鍋內加適量水煮沸，放入大陸妹汆燙一分鐘後，撈起去除水分盛盤，灑上蒜頭末、淋上橄欖油及低鹽醬油，拌勻後即可食用。

養生茶飲

黃耆紅棗茶

材料

黃耆五公克、紅棗二顆、枸杞五公克。

做法

將所有材料用五〇〇毫升的熱開水沖泡，待十分鐘後，即可飲用。

生薑紅棗飲

材料

生薑二片、紅棗五顆、白朮五公克。

做法

將所有材料用五〇〇毫升的熱開水沖泡，待十分鐘後，即可飲用。

黨參黃耆茶

材料

黨參五公克、黃耆五公克、白朮三公克、桂圓肉五公克。

做法

將所有材料用五〇〇毫升的熱開水沖泡，待十分鐘後，即可飲用。

「衣」法抗老：穿出健康新時尚

現代人穿衣服大多只著重於機能及外觀，例如：夏天穿排汗衣、冬天穿羽絨衣。隨著每年的流行不同，長長短短、不同顏色、不同剪裁成了衣服的重點，但古代人可就不同了。古時候的衣料很難取得，且完全採用人工製作，一件衣服從無到有，耗時費工，價格相對昂貴，只有天潢貴冑才能一次擁有多件服飾，平民百姓一生中穿過的衣服最多也才十數件，所以在一般人心中，衣服是保護身體的必需品，功能遠比外觀重要多了。

中醫認為穿著顏色的改變，也可以調和原本不平衡的五運六氣，缺什麼就穿什麼，哪個太過就用相剋的顏色來制衡。使用不同的顏色可散發出不同波長的能量，這個能量即是調和五運六氣之五行的依據。

歷代醫書也記載了許多有關穿衣養生的方法，從質料、顏色、厚薄、寬緊……等方面，詳細歸納出一套原則，若再依照個人體質去搭配，則效果更

加顯著。以下為大家整理出幾項穿衣養生的共通法則。

寬緊

中醫認為衣服宜寬不宜緊，與現代的衛生保健觀念相符。衣服過緊會影響血液循環，不易透氣，使濕氣無處外洩，形成病菌滋生的溫床。許多女性喜歡穿緊身衣褲來展示身材曲線，長此以往易導致皮膚濕疹及私處感染。

材質

關於衣服的材質，拜石化產業所賜，現代比古代多了許多選擇。除了天然的棉、麻、蠶絲、動物皮毛之外，還多了化學纖維。雖然化纖衣料較便宜，但對皮膚而言，還是天然的最好。

過敏體質者宜選擇天然材質，但有時候天然的毛料織品也會導致過敏反

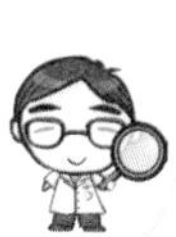

應，冬天最好以棉質內衣打底，外層再穿上毛料或化纖的大衣，即可避免皮膚受到刺激。

此外，濕熱體質者不宜穿不透氣的化纖衣料及皮衣，但透氣性佳的化纖排汗衣則不在此限。陽虛及氣虛體質者，應避免受風，天氣轉寒時，穿上保暖的化纖衣料較能抵禦寒氣入侵。

厚薄與增減

衣料的厚薄與透氣性有關，越厚越不易透氣。故夏天適合輕質的棉、麻、絲等材質，冬季適合厚棉及皮、毛料。根據季節氣候的變化穿衣，對老人及小孩尤其重要，因為他們對外在溫度的適應能力較差，溫度調節能力弱。

《孫真人衛生歌》有言：「春寒莫放棉衣薄，夏月汗多須換著，秋冬覺冷漸添加，莫待病生才服藥。」意思是說，春天雖然溫暖但氣候多變常突然轉寒，隨時帶著厚棉外套以應氣候轉涼；夏天熱易流汗，應常換上乾爽衣物；秋冬寒冷採用洋蔥式穿衣法最佳，層層疊疊最能因應氣溫驟降。

顏色

五色各具五行之屬性，能對應人體五臟，所以衣料的顏色也是中醫色彩療法的一種方式。用表格說明較為清楚：

五色與五行、五臟的對應表

顏色	五行屬性	對應臟腑	相生臟腑	相剋臟腑
紅	火	心	脾	肺
綠	木	肝	心	脾
黃	土	脾	肺	腎
白	金	肺	腎	肝
黑	水	腎	肝	心

五臟之生理對應表

臟	對應
心	心臟、血液、血管、精神、意識、思維、舌頭、面色、眼神、語言、應答、肢體活動姿態、汗液……等。
肝	肝臟、眼睛、淋巴結、子宮、乳房、四肢之筋、指甲、淚液、疏洩、血液儲藏、血與體液的分布、輸送與代謝、協調脾胃功能、情緒、自律神經……等。
脾	脾臟、運轉輸送、消化吸收、食物與水液、防止內臟下垂、血溢出血管外、思慮、口水、全身肌肉、嘴唇、味覺……等。
肺	肺、氣管、皮膚、鼻涕、體毛、鼻子、嗅覺，將營養布散全身到達皮毛、調節毛孔開闔、排汗、將吸進肺的氣往下降、將水分往下降至膀胱、輔助心臟推動和調節血液運行……等。
腎	腎臟、生長、發育、生殖、水液代謝、骨髓、脊髓、腦髓、頭髮、耳朵、生殖器、骨頭、牙齒、口水……等。

由上二表可知，有心血管疾病的人適合穿紅色、綠色，不宜穿黑色。肝膽、情緒疾病患者適合穿綠色、黑色，不宜穿白色。胃病患適合穿黃色、紅色，不宜穿綠色。肺病、皮膚病患者適合穿白色、黃色，不宜穿紅色。腎臟及生殖系統疾病的患者適合穿黑色、白色，不宜穿黃色。

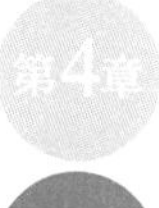
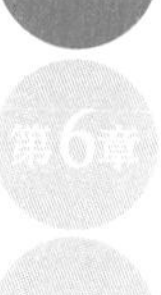

此外，春天不宜穿綠色，夏天不宜穿紅色，秋天不宜穿白色，冬天不宜穿黑色。或許有讀者疑惑，那有肝病的人春天要穿什麼色？答案是不穿綠色及白色，其餘色系皆可穿。其他季節與疾病以此類推。

善用色彩能幫助改善五臟失衡導致的情緒問題，若能再透過觀照自己的內心，探究情緒的根源，輔以食療及下面章節所建議的「育」、「樂」方案，就有機會斷絕情緒問題。

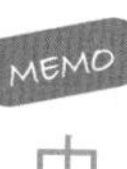

中西合璧的色彩能量學

色彩除了對應人體五臟，也能直接影響一個人的心性。西方人研究色彩能量雖然比中國人晚，但西方著重於心理層面的研究，東方以生理層面的研究為主，恰好各有所長且能互補。

綠色屬木，泛指淺綠、深綠、蘋果綠……等。綠色的能量對應於心

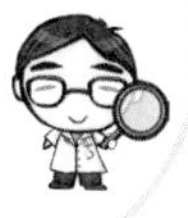

性上主仁慈，當綠色能量（木氣、肝氣）過低時，人會變得麻木不仁，對周遭事物無同理心與慈悲心；相反地，若是木氣太多，容易猶豫不決，善意多言，婦人心腸。

紅色屬火，泛指正紅、深紅、粉紅、淺紅……等。紅色的能量對應於心性上主禮貌，當紅色能量（火氣、心氣）過低時，人會變得不明事理，倒行逆施，不夠深明遠慮，且做事熱忱不足，對人、對事冷漠；相反地，若是火氣太多，容易做事急驚風，做事不求甚解，個性急躁，口無遮攔易得罪別人。

黃色屬土，泛指淺黃、深黃……等。黃色的能量對應於心性上主信守，當黃色能量（土氣、脾氣）過低時，人會變得信口開河，過河拆橋，行為不穩重；相反地，若是土氣太多，容易做事遲緩，反應力慢，懶惰無法自立。

白色屬金，泛指金屬色、白色、金黃色……等。白色的能量對應於心性上主義氣，當白色能量（金氣、肺氣）過低時，人會變得敢做不敢當，責任心減弱，較為鄉愿；相反地，若是金氣太多，容易多管閒事，好強逞能，個性衝動。

黑色屬水，泛指藍、深藍、黑色、灰色……等。黑色的能量對應於心性上主智慧，當黑色能量（水氣、腎氣）過低時，人會變得愚昧不明，記憶力不佳，常常忘東忘西；相反地，若是水氣太多，容易深沉算計，沉默寡言，多憂慮煩惱。

剪裁與款式

《易經》：「聖人有以見天下之頤，而擬諸其形容，象其物宜，是故為之象。」意思就是說，古代的聖人看到宇宙所化生的萬物都有其外形，便根據其外型賦予它所代表的意義，所以從外表之「象」可窺萬物之內涵。關於

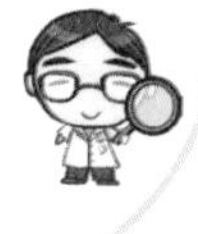

服飾的「象」，顏色是其一，剪裁與質地為其二。

當人們穿上不同類型的服飾時，身心狀態都會受衣物影響而有所改變。最顯而易見的例子就是禮服，任何一個人穿上華麗厚重的禮服之後，一定變得端莊起來，穿上運動服就變得放鬆隨性。所以許多小資女一放假宅在家，都會拿學生時期的運動服或T恤充當家居服，就是因為運動服能讓人徹底放鬆，暫時拋開工作壓力。以下針對幾種現代人常穿的服飾，歸納其五行屬性及應用方式。

剪裁與質地	五行屬性	應用
西裝、套裝、襯衫	金	缺金、缺水、木太旺之人。
牛仔褲、牛仔外套、蠶絲衣物	木	缺木、缺火、土太旺之人。
雪紡、蕾絲、針織衫、洋裝	水	缺水、缺木、火太旺之人。
運動服、瑜伽服	火	缺火、缺土、金太旺之人。
T恤、POLO衫	土	缺土、缺金、水太旺之人。

由上表可知，有心血管疾病的人適合穿運動服、瑜伽服；肝膽、情緒疾病患者適合穿牛仔褲、牛仔外套、蠶絲衣物；胃病患者適合穿T恤、POLO衫；肺病、皮膚病患者適合西裝、套裝、襯衫；腎臟及生殖系統疾病的患者適合穿雪紡、蕾絲、針織衫、洋裝。

配件與飾品

除了服裝的顏色與剪裁之外，配件與飾品也能發揮平衡五行的功效。其五行屬性來自於材質、顏色與外型。

五運六氣缺金、缺水、木太旺之人，可隨身帶一鏡子，要經常照鏡子。戴金絲眼鏡，圓形眼鏡為好，並且要經常將鏡面擦拭乾淨。鼻毛如果超出鼻孔要儘快剪掉，會影響運氣。戴金屬鏈的白色手錶。戴金屬製的耳環、項鍊、戒指、髮簪。可常去金銀首飾店走走，能採其金氣。

五運六氣缺木、缺火、土太旺之人，飾品宜選木質，比如紫檀或綠檀的

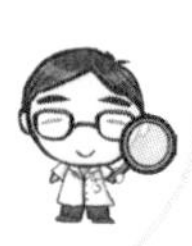

珠子手鏈、桃木手珠……等。此外，可以把頭髮留長一些，因為頭髮屬木。女性可留指甲，男性可留鬍鬚。

五運六氣缺水、缺木、火太旺之人，身邊放一瓶純淨水、礦泉水，出門戴太陽眼鏡。上衣口袋插枝藍色或黑色的筆，或放藍色手巾。繫藍色或黑色的腰帶、領帶、絲巾。

五運六氣缺火、缺土、金太旺之人，不要戴有色眼鏡或太陽眼鏡。頭髮向後梳露出額頭，或把頭髮挽起。上衣口袋插枝紅色的筆，或放紅色手巾，或者帶長輩所給的紅包。

五運六氣缺土、缺金、水太旺之人，飾品宜選寶石材質，戴玉、翡翠等飾品較佳。剪短髮，不要留指甲，男性不要留鬍鬚。

缺金、缺水、木太旺之人

飾品建議	1. 隨身帶鏡子，要經常照鏡子。
	2. 戴金絲眼鏡，圓形眼鏡為好，並且要經常將鏡面擦拭乾淨。

3. 鼻毛如果超出鼻孔要儘快剪掉。
4. 戴金屬鏈的白色手錶。
5. 戴金屬製的耳環、項鍊、戒指、髮簪。
6. 常去金銀首飾店走走。

缺木、缺火、土太旺之人

飾品建議
1. 飾品宜選木質。
2. 頭髮留長。
3. 女性可留指甲，男性可留鬍鬚。

缺水、缺木、火太旺之人

飾品建議
1. 身邊放一瓶純淨水、礦泉水。
2. 出門戴太陽眼鏡。
3. 上衣口袋插枝藍色或黑色的筆，或放藍色手巾。
4. 繫藍色或黑色的腰帶、領帶、絲巾。

缺火、缺土、金太旺之人

飾品建議
1. 不要戴有色眼鏡或太陽眼鏡。

2.頭髮向後梳露出額頭，或把頭髮挽起。

3.上衣口袋插枝紅色的筆，或放紅色手巾，或者帶長輩所給的紅包。

缺土、缺金、水太旺之人

飾品建議　1.飾品宜選寶石材質，戴玉、翡翠等飾品較佳。

2.剪短髮。

3.不要留指甲，男性不要留鬍鬚。

4.繫黃色或棕色的腰帶、領帶、絲巾。

平常穿衣時可針對當時的身體狀況及氣候特質，多穿有利五行平衡的色彩與剪裁，重要時刻更需注意五行的合適性，若平時就經常注意到五行均衡性，那麼日積月累能量的累績就更可觀了。

同理可知，住家環境例如：書房、臥室、牆壁的顏色也可以精心設計，棉被、床單也可以依個人所需之五行加以調整，只要「運氣」調順了，身體自然越來越健康，外表自然年輕亮麗。

青春永「住」：打造健康的療癒住宅

陰陽與五行是中醫學最基礎的原理，同時也是風水學的基礎，因為「山、醫、命、相、卜」這五術全來自同一個源頭——易經。陽宅風水學屬於中國五術中的「相學」，運用各個方位的五行磁場，調和身體與外在環境的五運六氣，有轉化個人運氣，趨吉避凶的作用。因此，從古至今許多君王與政商界領導人都會聘請精通此道的風水師，進行居家及辦公室的地理環境勘查，並調整成最適合個人的狀況。

當然許多人會質疑，認為這是迷信，但是在經歷事業不順或家庭、健康問題後，經由調整居家陽宅獲得改善，進而相信陽宅風水之說的例子，相信大家都有聽說過。如今，不僅東方人相信風水與磁場，歐美等先進各國也開始著迷與研究，甚至利用各種現代科學儀器去檢測好風水與壞風水的差別。這就是東方人與西方人的民族差異，西方人遇到不明白的事物時，總是喜歡

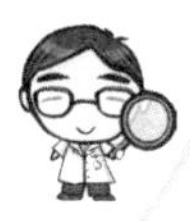

探究並找出答案或解釋，但東方人常常一句「迷信」或「騙人」就帶過去，以至於「信者恆信、不信者恆不信」，在追求知識的動力上總是輸給西方人一大截。

所謂的中醫風水學，就是將居家陽宅中的陽光、空氣、水路、動線、居住條件……等，與各人的先後天體質之五行生剋、八卦方位吉凶做結合，再結合外在氣候的五運六氣，來規劃居家環境。讀者們一定常聽到周遭人說起最近的「運氣」如何，有時被人稱讚也會謙虛地說：「運氣啦！」

其實「運氣」這個名詞就是源自《黃帝內經》，是五運六氣的簡稱，後來所有五術皆有引用。居家陽宅就是運用環境空間的氣場，來改善個體五運六氣的對立與矛盾，矛盾對立沒有了，身體健康與心理狀況就順利了，且一順百順。

面對全家人五運六氣各自不同，該如何調整？雖然全家人的運氣缺旺與需求各異，但日常生活中可全面性運用的元素，如：數字、顏色、床向、書桌、辦公桌位置、圖騰幸運物……等，均可達到五行和諧之理，不會造成家中只有少數人獲得調整的效果。

中醫的方位學

由於「山、醫、命、相、卜」皆源自易經，所以中醫的方位學與風水勘輿學相同，都是由太極文化衍生而來。太極文化衍生出先、後天八卦的圖騰，先天八卦講求自然界現象，依《說卦》所說的「**天地定位，山澤通氣，雷風相薄，水火不相射，八卦相錯**」，將它畫成一個正八角形的排列圖之後，就是「先天八卦圖」，如下圖。

而文王八卦又稱為「後天八卦」，

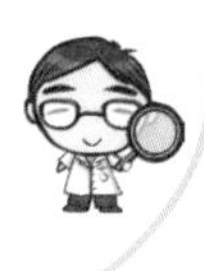

乾
兌　巽
離　坎
震　艮
坤

先天八卦圖

這是以東南西北的方位來定八卦的位置，由於這種排列法可配合方位，也因此更廣為應用在風水上。依此定位畫成正八角型的圖，即成「後天八卦圖」，如下圖所示。

沒有學過勘輿學的人可能不習慣這種擺法，但在古時候的東、南、西、北四方，與我們現在的地圖相反，為左東右西、上南下北。這樣的方位正好是古時帝王「南面」（座北，而往南方看）的實際方位。

在風水學中八方的五行磁場是不會跟元運、年、月、日、時的轉變而改變，所以量測方位要在戶外，在室

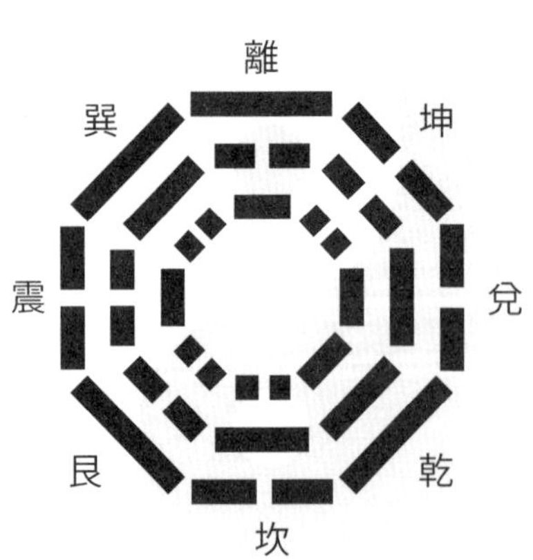

後天八卦圖

內常會因電器、鋼筋水泥與金屬磁性產生偏差，這一點在量測房子角度時，應事先注意。根據五運六氣五行平衡之理，採取「損有餘」來「補不足」，取用的方位用來做開門、臥房、辦公室、安床、書桌……等，主要的生活起居之方位。

先後天八卦與象徵整理：

卦象	卦名	自然象徵	性情	家庭關係	動物	身體部位	器官	先天八卦方位	後天八卦方位	五行
☰	乾	天	健	父	馬	頭	腦	南	西北	金
☱	兌	澤	悅	少女	羊	口	肺	東南	西	金
☲	離	火	麗	中女	雉	目	膽囊	東	東	火
☳	震	雷	動	長男	龍	足	心	東北	東	木
☴	巽	風	入	長女	雞	股	肝	西南	東南	木
☵	坎	水	陷	中男	豕	耳	腎	西	北	水
☶	艮	山	止	少男	狗	手	胃	西北	東北	土
☷	坤	地	順	母	牛	腹	脾	北	西南	土

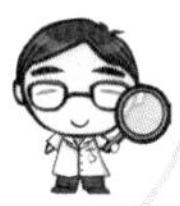

八方位的五行屬性

後天八卦分為八個方向，每個卦共有四十五度，所以八個卦剛好三六〇度轉一圈，八個卦的五行屬性皆不同，在調和五運六氣取用時需查明各卦的五行。下列將各卦的角度與卦名五行以下圖示之。

以正北方為零度，順時針轉，每個卦四十五度，如左圖所示。

坎	艮	震	巽	離	坤	兌	乾
北	東北	東	東南	南	西南	西	西北
337.5	22.5	67.5	112.5	157.5	202.5	247.5	292.5
↓	↓	↓	↓	↓	↓	↓	↓
22.5	67.5	112.5	157.5	202.5	247.5	292.5	337.5

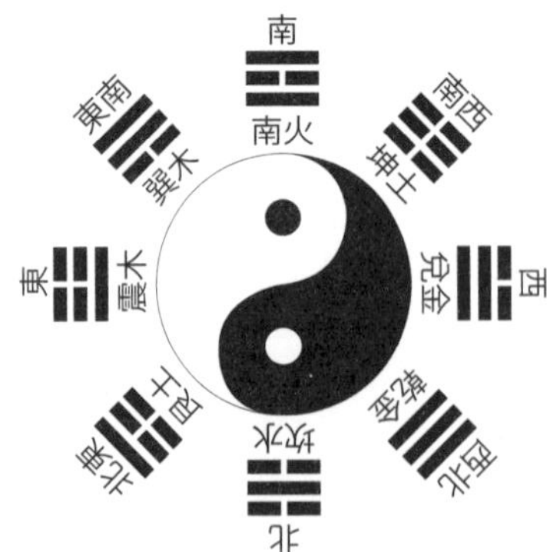

八卦的五行屬性

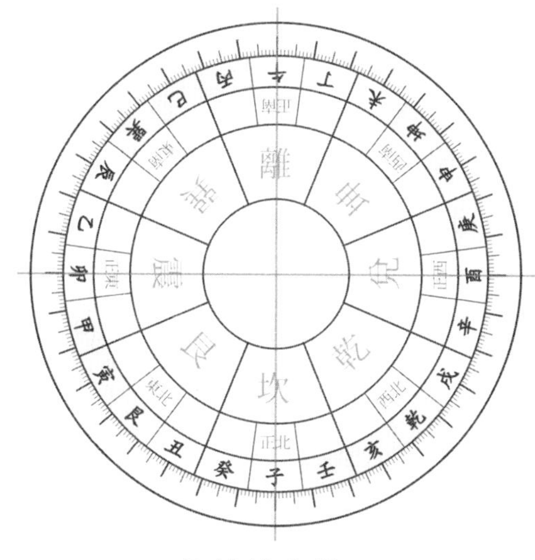

八卦的方位

取木方位的起居

五運六氣中缺木、缺火，水太旺，或是呈現水火相爭之勢的人，應取五行屬木的方位，來進行補強與疏通五運六氣間的不平衡，在自然方位即是東方與東南方。因此，家中的大門、窗戶、床的位置、辦公桌位置、客廳……等做為主要的生活起居的方位，可朝東或位於東方。長久下來，其方位所代表的木氣磁場，便能補充個體原本不足之木氣。

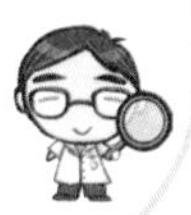

東方即是太陽出來的方位，為後天八卦的震卦位置，以正北為零度，順時針角度從六七．五度至一一二．五度的範圍。東南方為後天八卦的巽卦位置，以正北為零度，順時針角度從一一二．五度至一五七．五度的範圍。

如果無法居住在這兩個方位的房子或辦公室，也可以將起居室、工作室、辦公桌刷上綠色，或將床的放置於東西向，床頭在東為宜。家俱及家飾以木質的最好；在住處擺放寬葉綠色植物，如：發財樹、金錢樹，也能補充木氣。

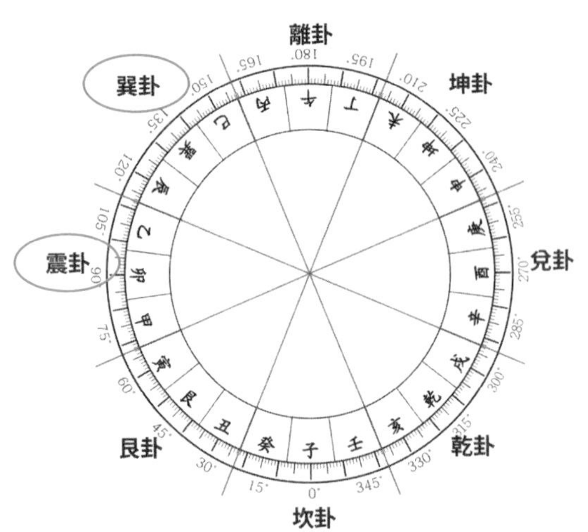

五行缺木的起居方位

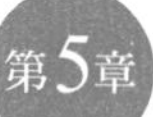

取火方位的起居

五運六氣中缺火或土，木太旺，或是呈現木土相爭之勢的人，應取五行屬火的方位。火的方位即是南方，南方即為後天八卦的離卦方位，以正北為零度，順時針角度從一五七·五度到二〇二·五度的範圍。

因此，家中的大門、窗戶、床的位置、辦公桌位置、客廳……等做為主要的生活起居的方位，可朝南或位於南方。長久下來，其方位所代表的火氣磁場，便能補充個

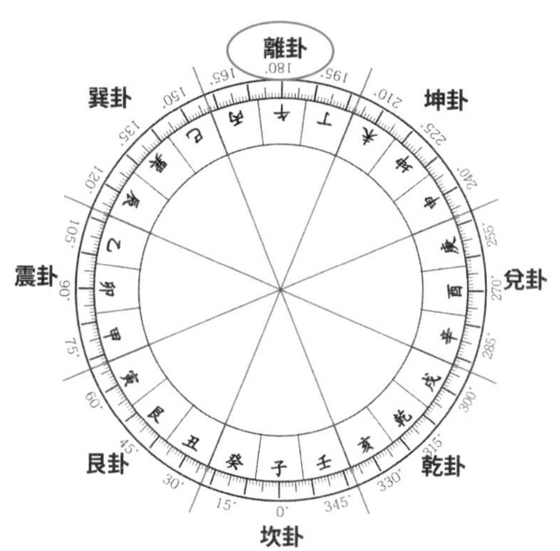

五行缺火的起居方位

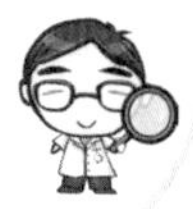

體原本不足之火氣。

如果無法居住在南方的房子或辦公室，也可以將起居室、工作室、辦公桌刷上紅色或擺放紅色系的擺飾。不要在早上洗澡，更不要泡澡，將紅衣服披在椅背上，腳下放一塊紅地毯。家中儘量用漂亮的燈飾，燈泡越多越好，讓光線充足。

取土方位的起居

五運六氣中缺土或缺金，火太旺，或是呈現火金相爭之勢的人，應取五行屬土的方位。土的方位即是西南方與東北方。

西南方即為後天八卦的坤卦方位，以正北為零度，順時針角度從二〇二．五度到二四七．五度的範圍。東北方為後天八卦的艮卦方位，以正北為零度，順時針角度從二二．五度到六七．五度的範圍。

將辦公桌放在房間的中間，朝東北方、西南方有助於提高工作效率。住

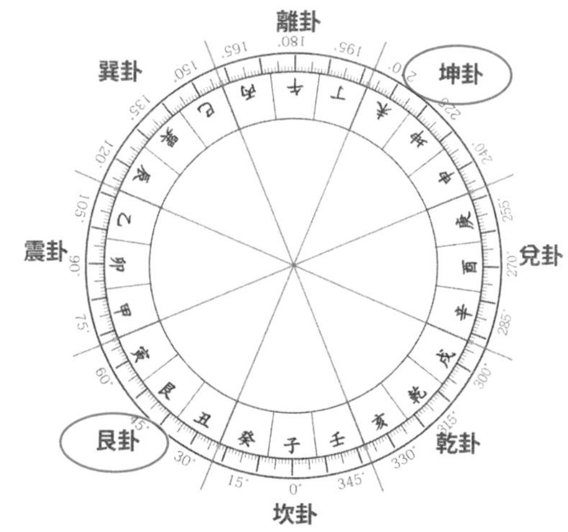

五行缺土的起居方位

朝東北方、西南方的房子較佳。臥室的東北方、西南方有窗戶比較好；平躺在床上的狀態下，頭朝東北方、西南方最有利。室內適合黃色、棕色的照明系統，局部照明在屋子中的東北方、西南方，起居環境和氣候不要太乾燥或太潮濕。室內裝潢用黃色、棕色系列色調。宜選擇田野、高山、鄉村、市郊等處居住，如果能加上草木秀麗、山勢平緩則更好。

取金方位的起居

五運六氣中缺金或缺水，土太

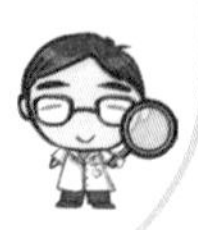

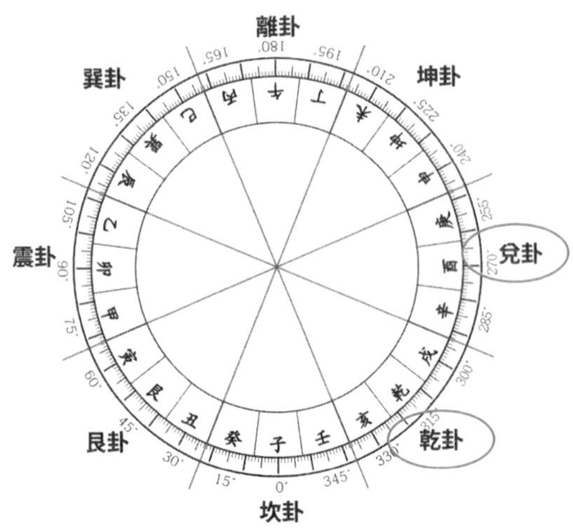

五行缺金的起居方位

旺，或者呈現土水相爭之勢的人，應取五行屬金的方位。金的方位即是西方與西北方。

西方即為後天八卦的兌卦方位，以正北為零度，順時針角度從二四七．五度到二九二．五度的範圍。西北方為後天八卦的乾卦方位，以正北為零度，順時針角度從二九二．五度到三三七．五度的範圍。

取用西方與西北方的方位做為開門方位，臥房擺設、辦公室所在、床位、書桌位置、客廳……等主要生活起居的方位，

長久下來其方位所代表的金氣磁場，便能補充原本不足之金氣。

如果無法居住在這兩個方位的房子或辦公室，也可以多用白色、銀灰色傢俱作擺設；家裡多使用金銀器具、器皿。辦公坐在西北方，在此方可放一風扇，經常打開它，可催旺金氣，且家裡少種植花木。收藏剪刀、刀劍，隨身帶指甲剪。家裡西北方掛一會報時的骨董銅鐘。床頭放一金屬鬧鐘，每天早上將自己鬧醒。

取水方位的起居

五運六氣中缺水或缺木，金太旺，或者呈現金木相爭之勢的人，應取五行屬水的方位。水的方位即是北方。

北方即為後天八卦的坎卦方位，以正北為零度，順時針角度從三三七・五度到二二・五度的範圍。

取用北方的方位做為開門方位，臥房擺設、辦公室、床位、書桌位置、

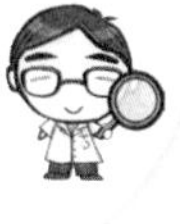

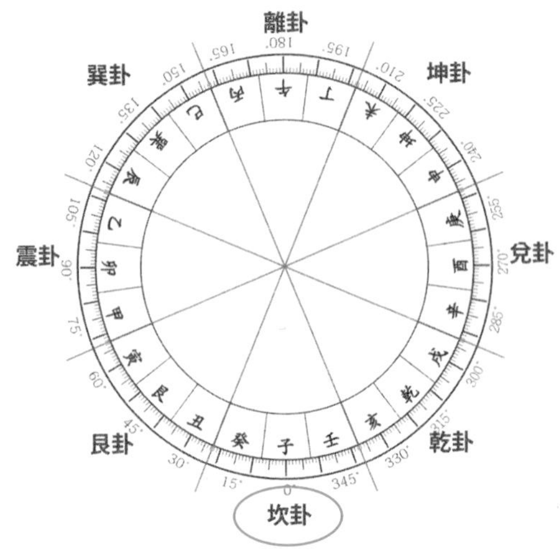

五行缺水的起居方位

客廳……等主要生活起居方位，長久下來，其方位所代表的水氣磁場，便能補充原本不足之水氣。

如果無法居住在這個方位的房子或辦公室，住宅附近最好有水，如：瀑布、泳池、河流、湖泊、池塘、水庫、大海……等，或在室內放魚缸。或者北方見水，在家中北方放魚缸，黑色、藍色系列的魚為佳。經常用浴缸洗澡，不洗澡時可在浴缸裡儲水。晚上最好將室內所有燈關閉；要經常清理家中雜物及垃圾。辦公地點腳下可放藍色地毯。家裡或辦公室掛有水的畫，如：江河湖海、瀑布、海洋生物……等。臥室與洗手間相連，保持洗手間清潔衛生。

取木方位的起居

方位	東方、東南方。
適用者	缺木或缺火，水太旺，或者呈現水火相爭之勢的人。
起居	1. 將起居室、工作室、辦公桌刷上綠色。 2. 將床的放置於東西向，床頭在東。 3. 家俱及家飾採用木質的。 4. 在住處擺放寬葉綠色植物。

取火方位的起居

方位	南方。
適用者	缺火或缺土，木太旺，或者呈現木土相爭之勢的人。
起居	1. 將起居室、工作室、辦公桌刷上紅色或擺放紅色系的擺飾。 2. 不要在早上洗澡，更不要泡澡。 3. 將紅衣服披在椅背上，腳下放一塊紅地毯。 4. 家中儘量用漂亮的燈飾，燈泡越多越好，讓光線充足。

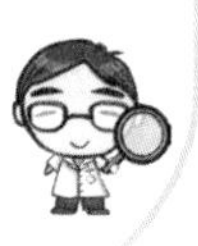

取土方位的起居

方位　西南方與東北方。

適用者　缺土或缺金，火太旺，或者呈現火金相爭之勢的人。

起居　1.將辦公桌放在房間的中間，朝東北方、西南方。
2.平躺在床上的狀態下，頭朝東北方、西南方最有利。
3.臥室的東北方、西南方有窗戶比較好。
4.室內適合黃色、棕色的照明系統，局部照明在屋子中的東北方、西南方。
5.起居環境和氣候不要太乾燥或太潮濕。
6.室內裝潢用黃色、棕色系列色調。
7.宜選擇田野、高山、鄉村、市郊等處居住，如果能加上草木秀麗、山勢平緩則更好。

取金方位的起居

方位　西方與西北方。

適用者　缺金或缺水，土太旺，或者呈現土水相爭之勢的人。

起居　1.用白色、銀灰色傢俱作擺設。
2.家裡多使用金銀器具、器皿。
3.辦公坐在西北方，在此方可放一風扇，經常打開它，可催旺金氣。
4.收藏剪刀、刀劍，隨身帶指甲剪。

5. 家裡西北方掛一會報時的骨董銅鐘。
6. 辦公室或家裡少種植花木。
7. 床頭放一金屬鬧鐘，每天早上將自己鬧醒。

取水方位的起居

方位　北方。

適用者　缺水或缺木，金太旺，或者呈現金木相爭之勢的人。

起居
1. 住宅附近最好有水，如瀑布、泳池、河流、湖泊、池塘、水庫、大海等，或在室內放魚缸，或者北方見水。
2. 在家中北方放魚缸，黑色、藍色系列的魚為佳。
3. 經常用浴缸洗澡，不洗澡時可在浴缸裡儲水。
4. 晚上最好將室內所有燈關閉。
5. 辦公地點腳下可放藍色地毯。
6. 要經常清理家中雜物及垃圾。
7. 家裡或辦公室掛有水的畫，如江河湖海、瀑布、海洋生物等。
8. 臥室與洗手間相連，保持洗手間清潔衛生。

以上之運氣推算，需根據每年的年運、司天、在泉、主氣、客氣（以上稱為運氣五因素）之五行屬性來綜合推算，所以每年、每一氣（兩個月）的

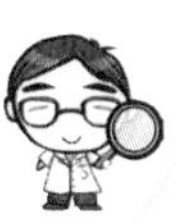

健康及幸運方位都會改變，不是固定的。所謂「風水輪流轉」的觀念就是由此而來，今年這個方位適合我，但明年或許就適合你而不適合我了。

筆者已將運氣五因素輪動的規則寫成電腦程式，讀者們只要使用書後光碟袋中的序號卡登入「**樓中亮中醫預防保健網**」，輸入個人的出生年月日，並填寫完「後天體質檢測問卷」，電腦就會自動算出在這段時間內最適合你的方位。

床頭朝向的學問

睡覺時頭頂的方向是相當重要的，據說拿破崙一天睡覺時數只有三個小時，且一定睡南北向，頭朝北腳朝南，所以他能有效率的恢復體力與精神，戰無不勝攻無不克。若以五運六氣原理觀之，亦可以得到一些解釋。

假如五運六氣中火旺陽盛，此時須頭朝北方睡覺最好，若無法朝向北方，那麼西北方與西方也不錯。其次是西南方與東北方；較差的方向就是朝

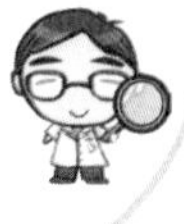

向南方或東方與東南方。

因為火旺就須用水去克制。水的方向即是頭頂朝北方；其次是採用金生水的原理，所以屬金的方位如西北方與西方，或者利用土洩火氣的原理，而土的方向就是西南方與東北方。至於，助長火勢的方位就比較不佳。例如：頭朝南方為火旺之處，頭朝東方與東南方為木生火之象，皆比較不合適。

為何頭頂朝向如此重要?這是因為頭頂有百會穴，是身體六條陽經的匯合點。用百會穴來吸納特定方位的五行之氣，可以有效改善身體，五行均衡，有利於身體健康與運程，人體五行若失去平衡就會產生疾病。

五運六氣缺木之人，頭最佳朝向為東方震卦或東南方巽卦，其次為北方坎卦；千萬不要朝向西方兌卦與西北方乾卦。五運六氣缺火之人，頭最佳朝向為南方離卦，其次為東方震卦與東南方巽卦；千萬不要朝向北方坎卦。五運六氣缺土之人，頭最佳朝向為西南方坤卦與東北方艮卦，其次為南方離卦；千萬不要朝向東方震卦與東南方巽卦。五運六氣缺金之人，頭最佳朝向為西方兌卦與西北方乾卦，其次為西南方坤卦與東北方艮卦；千萬不要朝向南方離卦。五運六氣缺水之人，頭最佳朝向為北方坎卦，其次為西方兌卦與西北方乾卦；千萬不要朝向東方震卦與東南方巽卦。

開門的學問

開門是陽宅重要的一環，因為大門方向即是一間房子的氣口，人與物進出陽宅吞吐之所在，所以大門所在的卦位五行會影響居住者的五運六氣均衡狀況，對於健康與氣運及有很大的影響力。門可分為大門與房間之門兩種，若是大門卦位的五行可以補到五運六氣中所需的五行是最好的狀況，退而求其次，房間之門卦位五行能補到所需之五行助益也很大；若無法改變，就需借助先前所述的顏色、幸運物、圖騰……等來加以改善。

除了開門可以讓該方位五行之氣來往外，窗戶也是氣流來往的另一個方式。盡量打開有利自己五運六氣的方向，讓該方向所屬的五行之氣可以流通室內，增加自己身上有利之氣，健康又好運。

五運六氣缺木之人，大門與房間門或窗戶的最佳位置，在東方震卦或東南方巽卦，其次為北方坎卦；千萬不要在西方兌卦與西北方乾卦。五運六氣缺火之人，大門與房間門或窗戶的最佳位置，在南方離卦，其次為東方震卦與東南方巽卦；千萬不要在北方坎卦。五運六氣缺土之人，大門與房間門或窗戶的最佳位置，在西南方坤卦與東北方艮卦，其次為南方離卦；千萬不要在東方震卦與東南方巽卦。五運六氣缺金之人，大門與房間門或窗戶的最佳位置，在西方兌卦與西北方乾卦，其次為西南方坤卦與東北方艮卦；千萬不要在南方離卦。五運六氣缺水之人，大門與房間門或窗戶的最佳位置，在北方坎卦，其次為西方兌卦與西北方乾卦；千萬不要在東方震卦與東南方巽卦。

房子與辦公桌的坐向

坐向也是一個吸納五行之氣的一種方式。根據前面章節所述之《素問遺篇．刺法論》中所講求納氣之法，房子坐的方位將是納氣的一種方式。以下

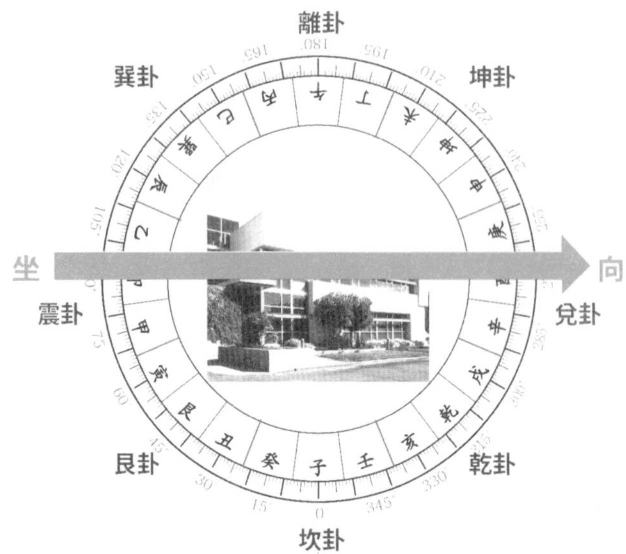

住家起居方位示意圖

列出各五行需要的房子坐向。

五運六氣缺木之人，房子坐東方震卦或東南方巽卦，其次為北方坎卦；千萬不要坐在西方兌卦與西北方乾卦。五運六氣缺火之人，房子坐南方離卦，其次為東方震卦與東南方巽卦；千萬不要坐在北方坎卦。五運六氣缺土之人，房子坐西南方坤卦與東北方艮卦，其次為南方離卦；最不要坐在東方震卦與東南方巽卦。五運六氣缺金之人，房子坐西方兌卦與西北方乾卦，其次為西南方坤卦與東北方艮卦；最不要坐在南方離卦。五運六氣缺水之人，房子坐北方坎卦，其次為西方兌卦與西北方乾卦；最不要坐在東方震卦與東南方巽卦。

若房子坐向無法補齊五運六氣之不足，可以讓自己的辦公室、書房或臥房盡量靠近自己五運六氣中所需要之五行方位。若是連房間方位皆無法如意時，至少辦公桌、書桌或床可以朝有利的五行方位。

前面提到有關床頭位置擺放原

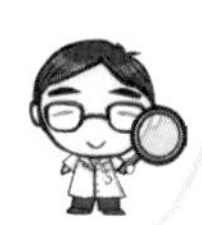

理，辦公桌與書桌擺置主要還是同樣的那兩個原則，即是**該桌子在該房間內的八卦方位與椅子的坐向方位**。

例如，若五運六氣中屬水旺格局，在職員辦公室位置最好在南方或東方與東南方。若是書房或辦公室無法在上述位置（圖中職員辦公室位置在坎卦北方），那至少桌子要在房間（圖中職員辦公室

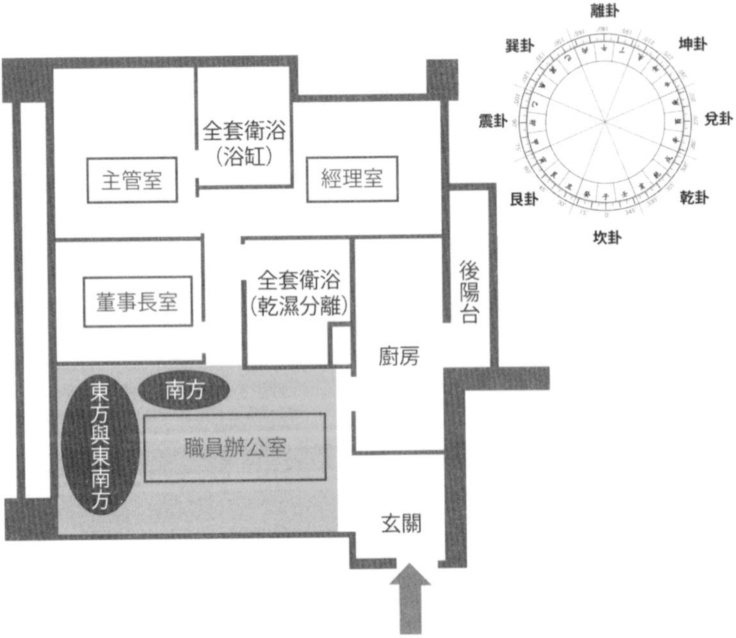

辦公室方位示意圖

色塊方框中）內的南方，東方或東南方。若是連桌子位置皆無法如意，那至少背坐南方，東方或東南方，一樣可以達到取納所需五行之氣的效果。

逆齡「行」動：外出遠遊、創業就業，一路順遂

方位學除了運用在陽宅風水，也能在遷移及就業方面產生改變氣場的作用。如同居家陽宅一般，往哪個方向需先了解後天八卦方位的五行區別，並且配合工作屬性，效果才會顯現。欲將方位學落實在生活中時，先以目前所居之地為中心，再依照運氣缺旺，選擇適當的方向就業或外出遠遊。

五運六氣缺木之人，往東方納氣效果最佳，其次是東南方。就業、創業或拓展業務時，以目前所居之地為中心，往東方或東南方找工作或是店面。其適合從事的相關行業有：布、成衣、紡織品、木材、傢俱、紙、竹、花樹、文具、印刷、農產品、設計、裝潢、中藥、教育、公職、宗教、圖書、

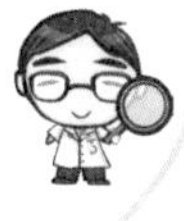

管理、社會科學、資訊（軟體）、文學……等。

五運六氣缺火之人，往南方納氣效果最佳。就業、創業或拓展業務時，以目前所居之地為中心，往南方找工作或是店面。其適合從事的相關行業有：餐廳、照明、攝影、光學（眼鏡）、工廠、美髮、雕刻、食品、瓦斯、能源、電器（燈具）、煤、電機……等。

五運六氣缺土之人，往西南方或東北方納氣效果最佳。就業、創業或拓展業務時，以目前所居之地為中心，往西南方或東北方找工作或是店面。其適合從事的相關行業有：房地產、營建、土地、水泥、畜牧業、雜貨、防水工程、傘、古董、石、礦、寶石、瓷磚、油漆、西藥、化工、塑膠、皮革、鞋、化纖……等。

五運六氣缺金之人，往西方或西北方納氣效果最佳。就業、創業或拓展業務時，以目前所居之地為中心，往西方或西北方找工作或是店面。其適合從事的相關行業有：五金、電子、鋼鐵、機械、廚具、汽車、黃金、鋼琴、電腦（硬體）、金融界、礦、零件、鐘錶、交通、律師、事務器具、醫技、股票、飾品……等。

五運六氣缺水之人，往北方納氣效果最佳。就業、創業或拓展業務時，以目前所居之地為中心，往北方找工作或是店面。其適合從事的相關行業有：貿易、飲料、冷凍、水產、航運、清潔、酒廊、旅行社、仲介、釣具、記者、咖啡廳、美容、娛樂界、染整、洗衣店、水果……等。

缺木之人

方位　東方、東南方。

就業與創業　布、成衣、紡織品、木材、傢俱、紙、竹、花樹、文具、印刷、農產品、設計、裝潢、中藥、教育、公職、宗教、圖書、管理、社會科學、資訊（軟體）、文學……等。

缺火之人

方位　南方。

就業與創業　餐廳、照明、攝影、光學（眼鏡）、工廠、美髮、雕刻、食品、瓦斯、能源、電器（燈具）、煤、電機……等。

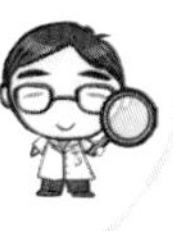

缺土之人

方位　西南方與東北方。

就業與創業　房地產、營建、土地、水泥、畜牧業、雜貨、防水工程、傘、古董、石、礦、寶石、瓷磚、油漆、西藥、化工、塑膠、皮革、鞋、化纖…等。

缺金之人

方位　西方與西北方。

就業與創業　五金、電子、鋼鐵、機械、廚具、汽車、黃金、鋼琴、電腦（硬體）、金融界、礦、零件、鐘錶、交通、律師、事務器具、醫技、股票、飾品……等。

缺水之人

方位　北方。

就業與創業　貿易、飲料、冷凍、水產、航運、清潔、酒廊、旅行社、仲介、釣具、記者、咖啡廳、美容、娛樂界、染整、洗衣店、水果……等。

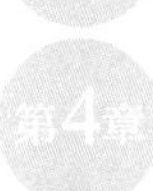

不老境「育」：
提升心靈智慧，邁向不老境域

俗話說：「活到老，學到老。」受教育是改變個人命運最實際，也是最能由自己掌握的方法，不管幾歲，都應該持續的充實自己。正所謂「一命，二運，三風水，四積陰德，五讀書」。命由天定，自個兒做不了主；運有運道，風水輪流轉，前面章節已分享了如何隨運改變風水的方法，但五運六氣也是天道既定的法則，人類只能從其規律中找出順應之道，而非掌控它。積陰德是一種心靈運動，要不要做是看自己，但有時也需要機緣，只有讀書（受教育）是隨時想做就能做的事。

古人所謂的「讀書」其實是指窮人翻身的唯一機會，因為古代不像現代，行行都能出狀元，窮人想改變命運只能靠仕途。筆者所謂的「讀書」比之古人廣義多了，例如正在看本書的讀者，就是在接受教育。書中的知識或許無法幫助你賺錢討生活，卻可能改變你的健康與生活態度，這就是「讀

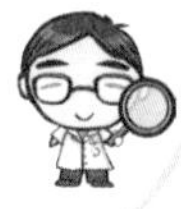

書」，也就是「育」的功能。

漢朝班固所著的《漢書藝文志》，其〈方技略〉將中醫學理及應用知識分為「醫經」、「經方」、「房中」、「神仙」四大類，「醫經」是醫學原理；「經方」是藥學；「房中」是優生學、性醫學與性保健；而「神仙」就是指煉丹及養生。

此神仙之意並非宗教信仰當中所提及的菩薩、媽祖或三清祖師之類的神靈存在。「神仙術」原本是養生及煉製丸藥的知識，主要在於修練肉體以期進入青春不老、永生境界的修仙之術。傳說中的彭祖活了八百歲，睡仙陳摶及唐朝藥王孫思邈實際上也都活了一百多歲，至於宗教所說的神靈，都是人死後才神格化。

中醫的神仙術可比宗教的修行成仙更貼近現實生活。可見中國自古以來就相信長生不老是一種可以追求的目標，並且有具體的方法流傳下來。中醫的神仙術當中，有許多被認為與大腦開發有關，有些看似特異功能的能力，其實是人類既有本能的放大與強化。過去西方醫學認為大腦主宰了人的一切外在行動，近幾年卻發現情緒與心理狀態能夠直接影響人體荷爾蒙及神經傳遞物質的分泌、吸收。

中醫則早在數千年前就發現，心主神明，形而上的「心」才是主導個人一切外在行動的源頭，所以修練神仙術，具體來說是修「心」。中醫一向強調修身與養性不可分，身體的健康不只需要透過食物及運動補養，心性的修養也不可少，只因人體「外傷於六氣——風、熱、暑、濕、燥、寒；內傷於七情——喜、怒、哀、樂、驚、恐、悲」。維持情緒平和宛如古井不波，才能登聖人長壽之境。

古今中外修心養性的方式非常多，不論是宗教、藝文活動或各種輔助療法，或多或少都包涵了修練心性的具體方法，這是一件很棒的事，如此一來，每個人都可以依照自己的喜好、能力、時間，選擇最適合自己的法門。如果選項太多或興趣太廣泛不知從何學起，不妨參考以下所整理歸納的建議：

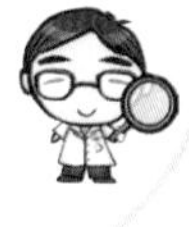

五行缺旺	適合的修心養性方式
缺金及木太旺之人	學習鋼琴、古箏、長笛、打坐、瑜伽；接觸音樂療法與氣功療法。
缺木及土太旺之人	學習園藝、插花、書法、繪畫、木雕；接觸宗教、園藝療法。
缺水及火太旺之人	學習易經、打坐、冥想、瑜伽；接觸氣功療法。
缺火及金太旺之人	學習柔道、合氣道、武術、打籃球、快走。
缺土及水太旺之人	學習石雕、陶藝；接觸宗教；赤腳在沙地或泥土中走。

「玩」樂抗老：玩對了，就能越玩越健康、年輕

玩樂是最能放鬆心靈的方法，心情好就有助於排除情緒毒素，恢復活力，人看起來就光彩、年輕。許多人辛苦工作了一整年，最期待的就是每年出國旅遊，或是在週休二日及連假時，帶全家人到國內的知名景點遊宿。

但是除了小孩子逢玩必樂，領頭的大人們有時候是越玩越累，一點也沒

有充電、放鬆的感覺，甚至還玩出病來。並非景點無趣、行程太緊湊或交通不便，實在不知問題出在哪兒。如果讀者們也曾有這種經驗，那可能是你玩錯地方了。

想藉由玩樂來放鬆身心，首先要了解自己這陣子損耗最多的能量是什麼，也就是五行當中最缺什麼，然後藉由玩樂來補充、平衡。例如：長期熬夜的人陰虛火旺，最需要水來剋火，但這水還有分南水、北水。北水冷，南水溫；冬水寒，夏水暖，到底該去南部的墾丁還是北部的福隆？這可就牽涉到中醫的方位學及陰陽五行了。

五運六氣缺木之人，最好的運動項目是接觸大自然，例如吸收森林芬多精與種植花草園藝等。最好家中與工作職場上擺設一些花草盆栽更佳，文藝與藝術活動也很適合，例如：讀書會以文會友，或書法、寫生、繪畫……等。旅遊盡量往東方或東南方的地點，若海外可以往夏威夷、關島……等地；最好的出遊時間為冬春兩季。盡量不要去西方的地方與國家，若選擇前去西方的地點與國家，盡量選擇靠近森林與田園，例如去台灣西部的花蓮遊

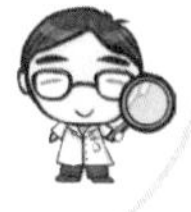

玩，可以住在小木屋裡面。

五運六氣缺火之人，最好的運動項目是發熱的運動，如：慢跑、競走、打太極拳……等，且最好在光線明亮之處進行。若上下班較忙，晚上去健身房慢跑、健身也很適合；假日出外曬曬太陽，活絡筋骨也不錯。旅遊盡量往南方地點，若海外可以往泰國、菲律賓……等地；最好的出遊時間為春夏兩季。盡量不要朝北方的地方與國家，若選擇前去北方的地點與國家，盡量選擇靠近森林與陽光普照的地方，例如去台灣北部的合歡山，可以住在小木屋裡面，並且多安排白天活動。

五運六氣缺土之人，最好的運動項目是與土地直接碰觸的活動，如：爬山、露營、耕種……等，能讓身體多接近土氣。若能打赤腳踩在大地上，讓足下湧泉穴接觸大地會更佳。旅遊盡量往西南方或東北方的地點，若海外可以往大陸滇緬一帶、印尼、越南……等地；最好出遊時間為夏季。與缺火氣的人相同，盡量不要朝北方的地方與國家，若選擇前去北方的地點與國家，盡量選擇靠近森林與陽光普照的地方。例如去台灣北部的合歡山，可以住在小木屋裡面，並且多安排白天活動。

五運六氣缺金之人，最好的運動項目是與呼吸、吐納相關的運動，例如氣功、靜坐、瑜伽……等，能讓身體呼吸系統充分鍛鍊與增進腸胃蠕動的運動，並將氧氣與養分帶往身體各部分。若上班期間較忙，也可以抽空做深呼吸與伸展。假日外出活絡筋骨時搭配腹部呼吸也是好方法。旅遊盡量往西方與西北方地點。若海外可以往大陸及歐洲……等地；最好出遊時間為秋季。盡量不要朝南方的地方與國家。若選擇前去南方的地點與國家，選擇靠近山區與空氣清新的地方，配合深呼吸吐納有助於金氣補充。若前往南方的地點，例如去台灣南部，住在墾丁國家公園裡面是不錯的安排。

五運六氣缺水之人，適合往北方與西北方遊玩。最好的運動項目是游泳，水上活動也很適合，例如：潛水、浮潛或水上摩托車，滑雪，泡溫泉……等。若海外可以往大陸、日本、韓國、蘇聯、北極……等地，最好的出遊時間為秋冬兩季。盡量不要去南方的地方與國家，若選擇前去南方的地點與國家，盡量選擇靠近海或湖，例如去台灣南部遊玩時，可以住在墾丁玩水上活動。

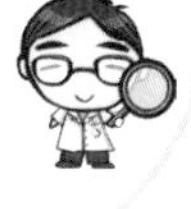

缺木之人

方　位	東方、東南方。
玩樂項目	1.接觸大自然。 2.種植花草園藝等。 3.文藝與藝術活動。
國外旅遊	夏威夷、關島……等。
適合季節	冬、春。

缺火之人

方　位	南方。
玩樂項目	1.慢跑、競走。 2.打太極拳。 3.出外曬曬太陽，活絡筋骨。
國外旅遊	泰國、菲律賓……等。
適合季節	春、夏。

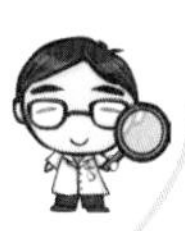

缺土之人

方　位　西南方與東北方。

玩樂項目　1.爬山、露營。
2.耕種，打赤腳踩在大地上。

國外旅遊　大陸滇緬一帶、印尼、越南…等。

適合季節　夏季。

缺金之人

方　位　西方與西北方。

玩樂項目　1.氣功。
2.靜坐。
3.瑜伽。

國外旅遊　大陸及歐洲……等地。

適合季節　秋季。

缺水之人

方　位　北方。

玩樂項目　1.游泳。
2.水上活動如潛水、浮潛或水上摩托車。
3.滑雪。
4.泡溫泉。

國外旅遊　大陸、日本、韓國、蘇聯、北極……等。

適合季節　秋、冬。

第6章

讓時光倒流的回春功法

這一章要教大家如何更具體的執行抗老回春。
除了以食、衣、住、行、育、樂等方式逆齡保健，
還有幾個具體的抗老方案，如果能一併執行，
則回春的效果會更快更明顯。

一、三、五、七、九回春方案

所謂的「一、三、五、七、九」就是指：**一個月**看到效果，只要**三招**，腰圍瘦**五吋**，**七週**便能減掉**九公斤**。這是筆者親身實驗這套回春功法之後所獲得的成效，在此公開與讀者們分享，藉由本人的執行成果，鼓勵長期減重失敗及工作忙碌無法兼顧身體健康與身材的讀者，務必每天抽出一點點時間，並且再給自己一次減重成功的機會，千萬不要自暴自棄。

第一步：檢測後天體質，找出飲食宜忌

首先，請翻到附錄一（第二七六頁）的〈後天體質檢測表〉，將所有體質的問卷填完，算出你的後天體質之後，再翻回第五章找出自己體質適合吃的食物與忌吃食物。

第二步：遵從抗老回春飲食原則

第一週，將每餐的飲食量減少至六成，即每餐吃約六分飽。第二週至第七週，早餐如果不餓就不要吃，會餓就吃一份水果，午餐吃一份水果或輕食（例如：全麥吐司二片配沙拉，或去掉花生粉的潤餅一捲），晚餐則吃一碗糙米飯配青菜、魚、豆腐，肉類少吃。

飲食中儘量去除鹽巴，若覺得無味，可用低鹽醬油加醋，以一比一調味。肉類請以小型魚類為主，以手掌心大小為一份，每日可吃二至三份。燙青菜以沸水汆燙一分鐘後撈起，沖涼開水後，拌上橄欖油及低鹽醬油加醋以一比一調味，燙青菜不限量，每日可隨意食用。水果以普通飯碗八分滿為一份，每日可吃二至三份。請依個人體質選擇適合的水果。

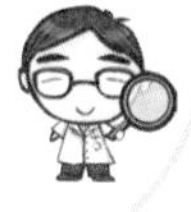

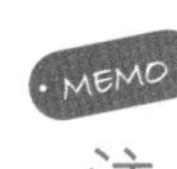

注意事項

1. 若晚上有聚會或應酬，想吃什麼都可以吃，但隔天早上到中午如果不餓就不要吃。
2. 正在生長發育的小孩、懷孕中的女性、更年期女性不適合此飲食原則，請每天三餐規律的飲食。

第三步：設計屬於自己的抗老減重食譜

參考下列食譜的設計原則，採用自己體質宜吃的食材來設計屬於自己的抗老減重食譜。食譜設計原則：

1. 食材以個人體質宜吃的品項為主。

2. 每天都要吃到含澱粉類的主食。
3. 一天中的配菜需包含蛋白質、纖維質、油脂。
4. 每天都至少吃一份水果。
5. 血虛、陽虛、氣虛體質的人早上可以喝黑糖薑茶。

抗老回春食譜示範

第一週

星期	餐次	主食	配菜一	配菜二	湯或茶飲	甜點
一	早	全麥饅頭半顆	無糖豆漿一杯	蒜香大陸妹	茶飲	水果一份
	中	水果一份，若不餓則不吃；或者半碗飯＋魚＋青菜。				
	晚	糙米飯一碗	荸薺甘蔗蒸魚	豌豆炒洋菇	玉米蘿蔔湯	水果一份
二	早	全麥土司一片	荷包蛋一個	生菜適量	茶飲	水果一份
	中	水果一份，若不餓則不吃；或者半碗飯＋魚＋青菜。				
	晚	糙米飯一碗	栗子燒雞	涼拌香菇芥蘭	鮮魚湯	水果一份

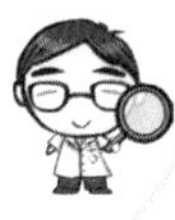

三	早	高麗菜肉粥半碗	燙空心菜		茶飲	水果一份
	中	水果一份，若不餓則不吃；或者半碗飯＋魚＋青菜。				
	晚	糙米飯一碗	薑汁燒肉	甜豆炒墨魚	番茄蛋花湯	水果一份
四	早	馬鈴薯泥半碗	荷包蛋一個	涼拌芝麻波菜	茶飲	水果一份
	中	水果一份，若不餓則不吃；或者半碗飯＋魚＋青菜。				
	晚	糙米飯一碗	乾煎白帶魚	三色韭菜花	小魚苦瓜湯	水果一份
五	早	地瓜泥半碗	香菇炒豆包	全麥土司一片	茶飲	水果一份
	中	水果一份，若不餓則不吃；或者半碗飯＋魚＋青菜。				
	晚	糙米飯一碗	和風蓮藕燒雞	豆皮炒高麗菜	冬瓜蛤蜊湯	水果一份
六	早	地瓜粥半碗	日式茶碗蒸	涼拌柴魚韭菜	茶飲	水果一份
	中	水果一份，若不餓則不吃；或者半碗飯＋魚＋青菜。				
	晚	糙米飯一碗	香烤柳葉魚	木耳炒劍筍	海帶蛋花湯	水果一份
日	早	小饅頭一顆	涼豆腐半塊	紅蘿蔔炒蛋	燙地瓜葉	水果一份
	中	水果一份，若不餓則不吃；或者半碗飯＋魚＋青菜。				
	晚	糙米飯一碗	香煎肉魚	蒜香茼蒿	鮮菇筍片湯	水果一份

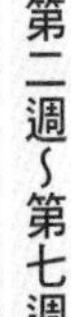

第二週~第七週

星期	餐次	主食	配菜一	配菜二	湯或茶飲	甜點
一	早	建議不吃				
	中	水果一份或全麥吐司二片＋沙拉、或潤餅一捲（去花生）；或者半碗飯＋魚＋青菜。				
	晚	糙米飯一碗	清蒸檸檬魚	豌豆炒洋菇	莧菜竹筍湯	水果一份
二	早	建議不吃。				
	中	水果一份或全麥吐司二片＋沙拉、或潤餅一捲（去花生）；或者半碗飯＋魚＋青菜。				
	晚	糙米飯一碗	香煎肉魚	墨魚炒花菜	薑絲魚片湯	水果一份
三	早	建議不吃				
	中	水果一份或全麥吐司二片＋沙拉、或潤餅一捲（去花生）；或者半碗飯＋魚＋青菜。				
	晚	糙米飯一碗	八珍燉鱸魚	枸杞菠菜	番茄豆腐湯	水果一份
四	早	建議不吃				
	中	水果一份或全麥吐司二片＋沙拉、或潤餅一捲（去花生）；或者半碗飯＋魚＋青菜。				
	晚	糙米飯一碗	乾煎白帶魚	芹菜炒魷魚	小魚苦瓜湯	水果一份

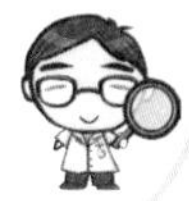

五	早	建議不吃
	中	水果一份或全麥吐司二片＋沙拉、或潤餅一捲（去花生）；或者半碗飯＋魚＋青菜。
	晚	糙米飯一碗　鯉魚燉豆腐　香菇炒豆包　冬瓜蛤蜊湯　水果一份
六	早	建議不吃
	中	水果一份或全麥吐司二片＋沙拉、或潤餅一捲（去花生）；或者半碗飯＋魚＋青菜。
	晚	糙米飯一碗　香烤柳葉魚　蘆筍炒百合　香菇金針湯　水果一份
日	早	建議不吃
	中	水果一份或全麥吐司二片＋沙拉、或潤餅一捲（去花生）；或者半碗飯＋魚＋青菜。
	晚	糙米飯一碗　樹子蒸白鯧　三色韭菜花　莧菜豆腐羹　水果一份

第四步：勤練三招回春功

第一招　經絡拳起手式

功效

消除內臟脂肪，緊實小腹，鍛鍊肺活量。

動作說明

1. 雙手舉高，如同頂天立地的姿勢。
2. 雙腳併攏，腳掌打開呈一二〇度，縮小腹肚子保持硬度。
3. 鼻子吸氣，吸入丹田。
4. 嘴巴慢慢吐氣，配合吐氣節奏肚子盡力往內縮，動作確實才能有效燃燒內臟脂肪。
5. 雙手臂隨著吐氣的節奏，從兩側以畫圓方式往下移到腹部，手臂需用盡全力夾緊。
6. 連續作六回。

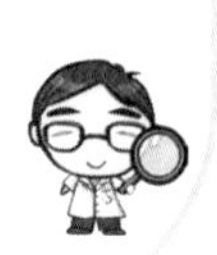
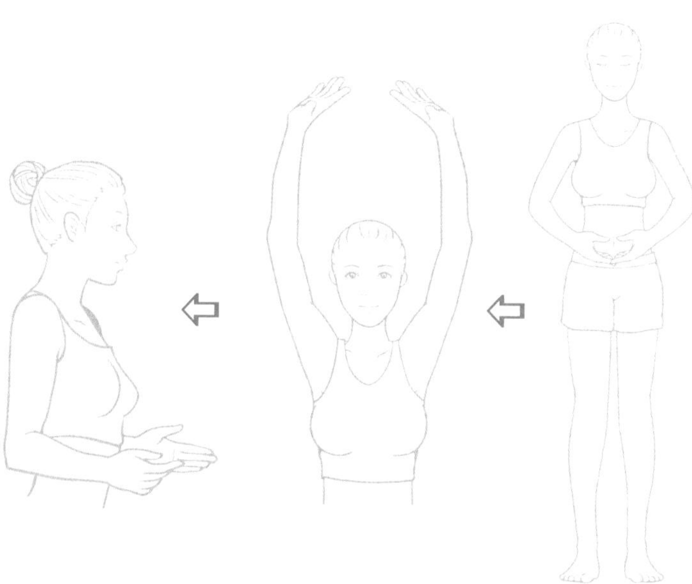

第二招　深蹲

功效

固腎精，增強腎氣，鍛鍊下半身肌群，改善腰腿痠軟無力。

動作說明

1. 雙腳打開比肩膀略寬，雙手往前交握圍成圓圈。
2. 縮小腹，肚子不要放鬆下垂。
3. 往下蹲坐，膝蓋不要超過腳尖。
4. 一次蹲一分鐘。
5. 雙腿站直，雙臂收回，雙掌置於丹田處，以腹式呼吸法做十個呼吸之後收功。

注意事項

膝蓋不可超過腳尖，否則可能會造成膝關節壓迫受傷。

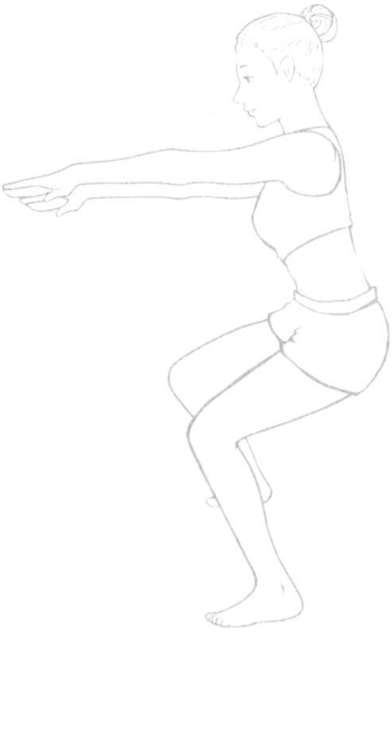

第三招　扣齒

功效

固腎精，增強腎氣抗老化，加速排除代謝廢物。

動作說明

兩頰放鬆，上下排牙齒輕輕咬合（互扣）。每日扣齒五十次。

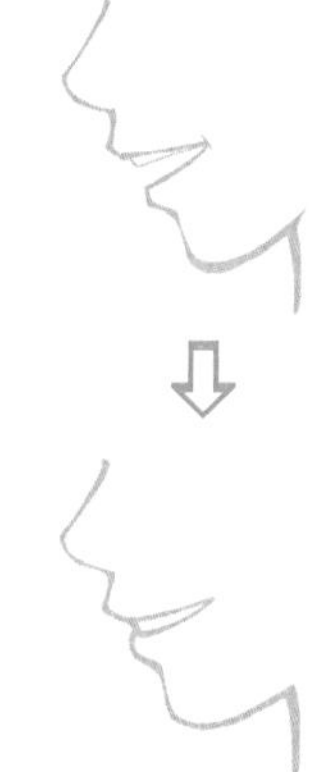

回春經絡拳

回春經絡拳的保健原理，是透過敲打刺激五臟經絡上的穴道，來達到活絡氣血，疏通經絡，調整、回復、促進五臟功能的目的，只要五臟健康就不易罹患相關疾病，且氣血充足能讓人青春不老、延年益壽。五臟為心、肝、脾、肺、腎，各自具有五行屬性，心屬火、肝屬木、脾屬土、肺屬金、腎屬水。聯繫五臟的主要經絡如下：

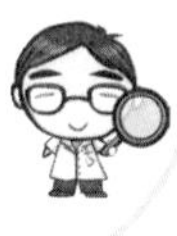

五行屬性	對應臟腑	主要聯繫經絡
金	肺	肺經、大腸經
水	腎	腎經、膀胱經
木	肝	肝經、膽經
火	心	心經、小腸經
土	脾	脾經、胃經

敲打手勢

經絡拳共有四種敲打手勢，分別是：雀啄、空心掌、空心拳、指節。針對不同部位的穴道需使用不同的手勢。

雀啄：將五指併攏，縮成雀鳥的嘴型，以手指指端敲擊穴位。

空心掌：將五指併攏，掌心稍微拱起，以空掌掌心拍擊穴位。

空心拳：將五指併攏，輕輕握拳，保持拳心中空，以拳頭敲打穴位。

指節：手握拳，伸出食指往內勾，以第二指節敲擊穴位。

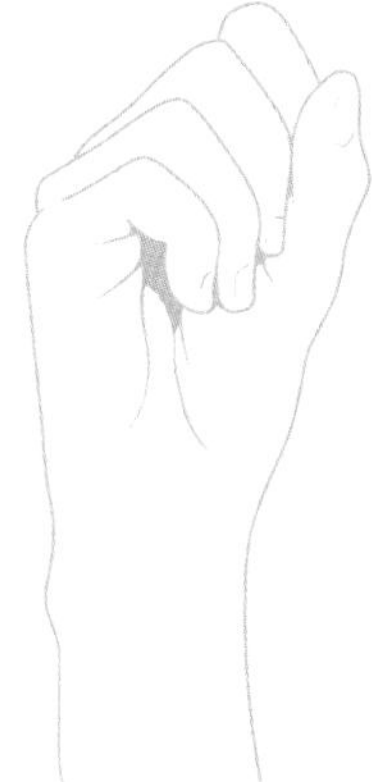

空心拳

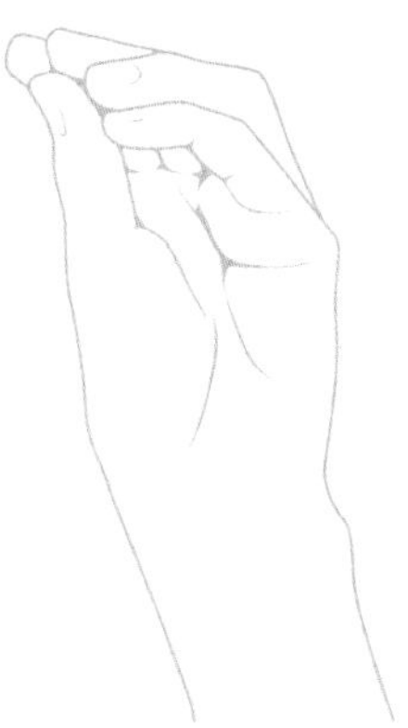

雀啄

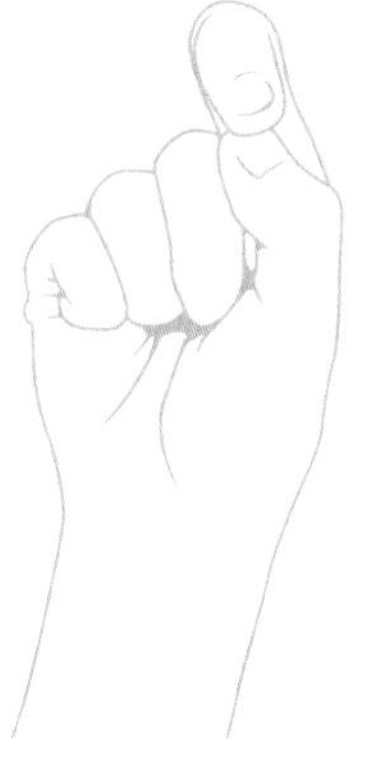
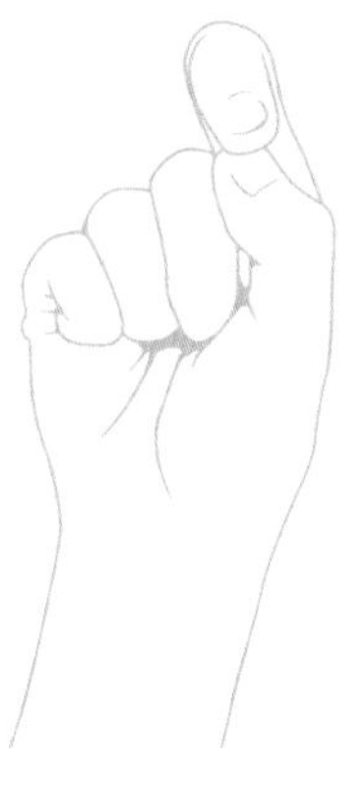

指節

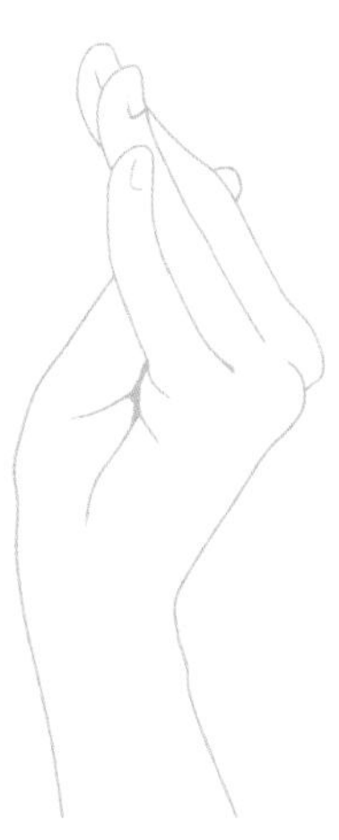

空心掌

敲打方式

五行系統的經絡拳須依照個人體質，從不同的經絡打起，但起手式與收功式不分體質都是一樣的打法。時間充足的人按照順序五個系統打一輪，沒時間的人至少打自己缺的那部份。**以我自己為例，我的體質缺金，就從金系統開始打，然後依序是↓水↓木↓火↓土↓金↓水↓木↓火↓土。**

由於經絡是左右對稱的，不管什麼經絡都是先打左邊再打右邊。每個穴位敲十下。時間不夠者，每個穴位至少五下。時間允許的話最好可以早、中、晚都打一套，如果時間不夠至少每天打一套。不要兩天打魚三天曬網，否則看不出效果。

年長者膝蓋退化或無法久站，不方便彎腰敲打下肢穴位的人，可以採用坐姿。敲打時的力道，依照個人承受度，感到酸、麻或微痛即可。

取穴原則

每個人的身高比例不同，所以取穴時以自己的手指為準。
一寸：將食指彎曲，以第二指節為一寸。
二寸：將食指、中指及無名指併攏，三指橫幅為二寸。
三寸：將食指、中指、無名指及小指併攏，四指橫幅為三寸。

起手式與收功式的分解動作

起手式

1. 雙手舉高，如同頂天立地的姿勢。
2. 雙腳併攏，腳掌打開呈一二〇度，縮小腹，肚子保持硬度。
3. 鼻子吸氣，吸入丹田。
4. 嘴巴慢慢吐氣，配合吐氣節奏肚子盡力往內縮，動作確實才能有效燃

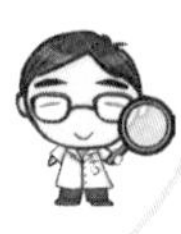

燒內臟脂肪。

5. 雙手臂隨著吐氣的節奏，從兩側以畫圓方式往下移到腹部，手臂需用盡全力夾緊。

6. 連續作六回之後再開始敲打經絡拳。

收功式

前面一至五的動作與起手式相同，最後一次吐氣吐完後，全身放鬆，雙手收回丹田處，雙腳收回與肩同寬。

個人化經絡拳怎麼打

五行缺金者

五行缺金，或是有呼吸系統疾病、大腸疾病、皮膚疾病、過敏……等問題的人，從金系統開始打起。先打肺經再打大腸經上的穴道。打的時候全程縮小腹，正常呼吸。請記住：肺經由上往下打，大腸經由下往上打。

肺經敲打的穴位依序：

雲門穴（空心拳）→**俠白穴**（空心拳）→**列缺穴**（空心拳）

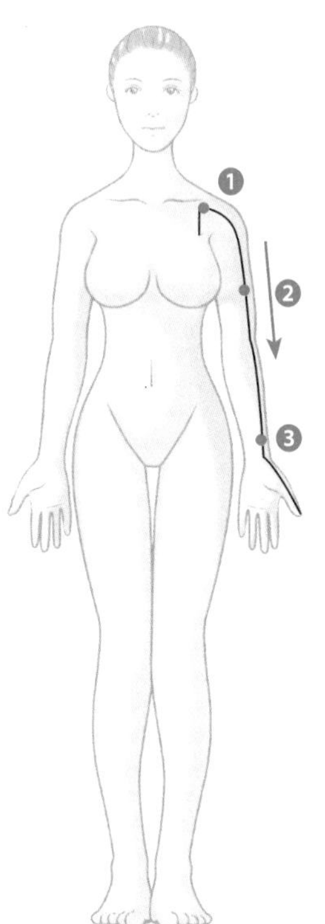

❶ 雲門穴位置：位在鎖骨下方的外端，胸大肌的上緣與鎖骨凹陷之處。

❷ 俠白穴位置：取穴時站立，手臂舉起碰鼻尖之處。

❸ 列缺穴位置：兩虎口相對，食指指尖所指之處。

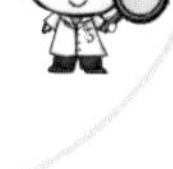

大腸經敲打的穴位依序：

合谷穴（指節）→**曲池穴**（空心拳）→**臂臑穴**（空心拳）

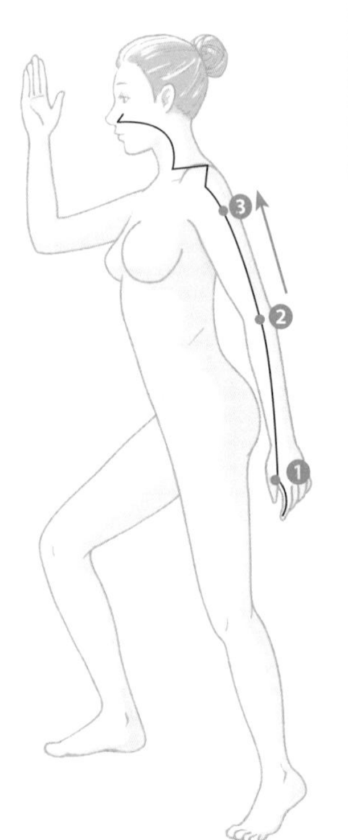

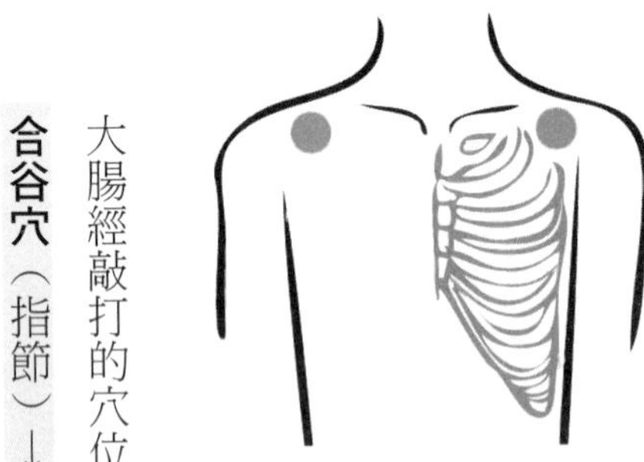

雲門

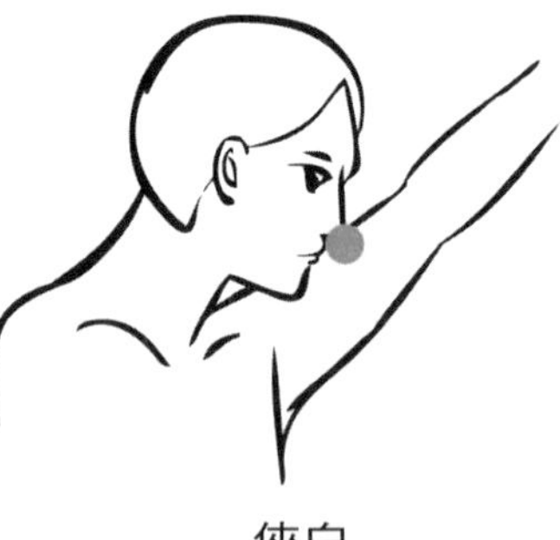

俠白

列缺

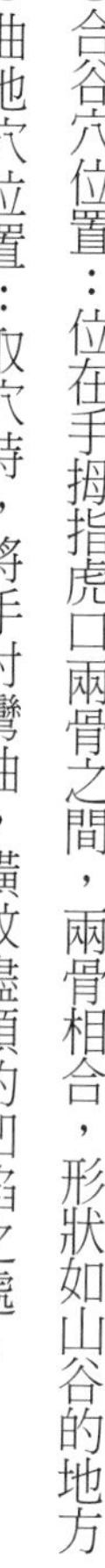

❶合谷穴位置：位在手拇指虎口兩骨之間，兩骨相合，形狀如山谷的地方。

❷曲池穴位置：取穴時，將手肘彎曲，橫紋盡頭的凹陷之處。

❸臂臑穴位置：位在手臂外側，三角肌止點之處。

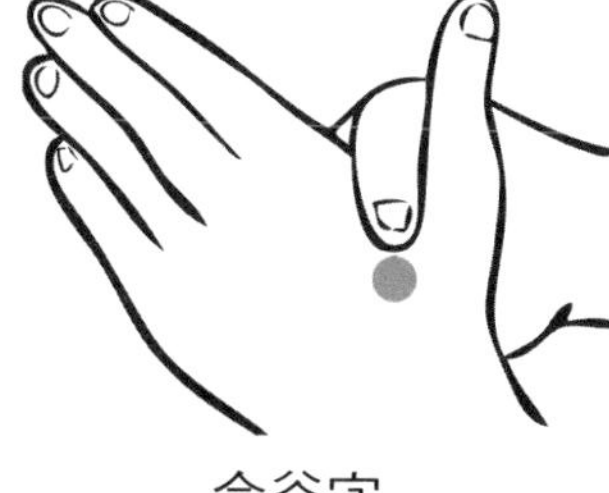

合谷穴

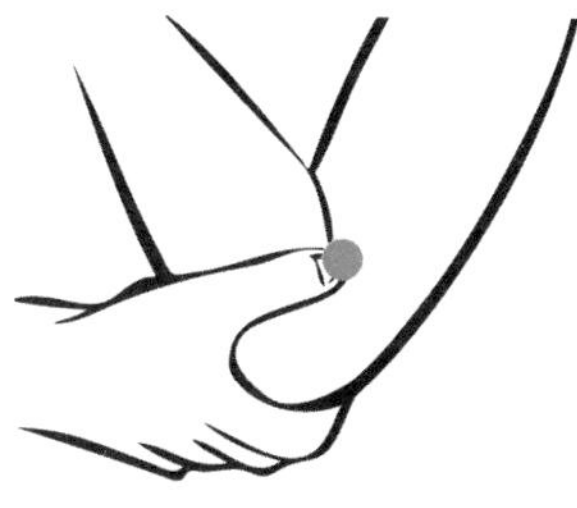

曲池穴

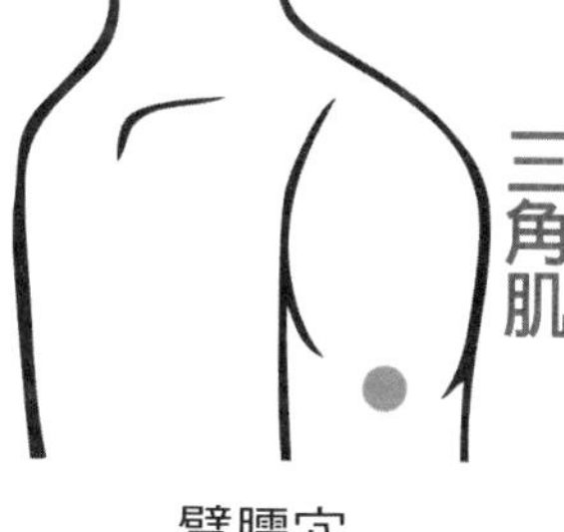

臂臑穴

五行缺水者

五行缺水，或是有腎臟疾病、血液疾病、生殖系統疾病、泌尿系統疾病、不孕症、性功能障礙……等問題的人，從水系統開始打起。先打膀胱經再打腎經上的穴道。打的時候全程縮小腹，正常呼吸，關節放鬆。年長者若無法彎腰敲打下肢的穴位，可以採用坐姿敲打。請記住：膀胱經由上往下打，腎經由下往上打。

膀胱經敲打的穴位依序：

腎俞穴（空心拳）→**殷門穴**（空心拳）→**委中穴**（空心拳）

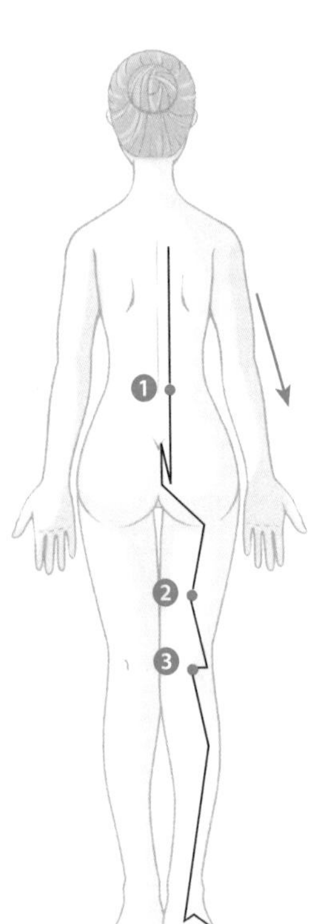

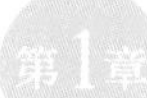

❶腎俞穴位置：位在肚臍正後方，脊椎旁開一．五寸。

❷殷門穴位置：位於臀橫紋下六寸。

❸委中穴位置：位於膝窩裡側，橫紋正中央。

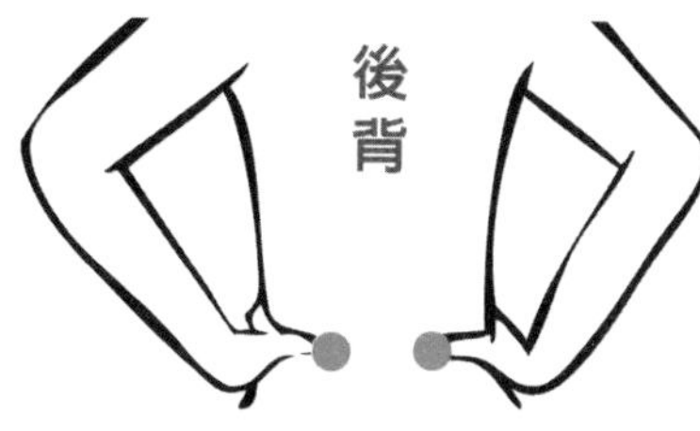

腎俞穴

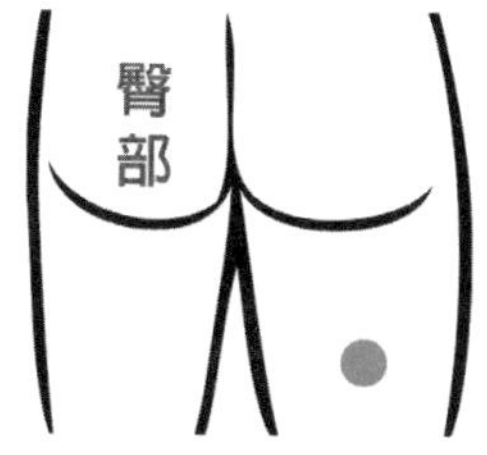

殷門穴

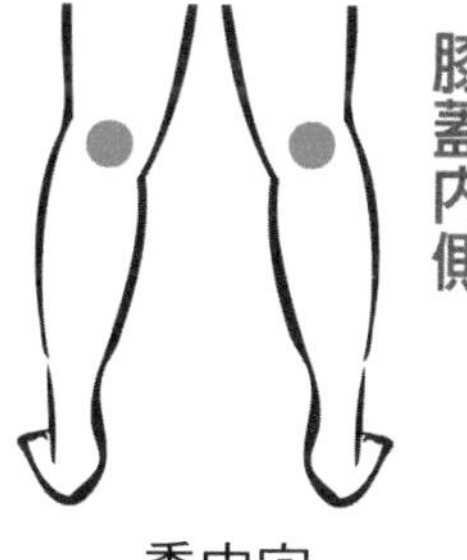

委中穴

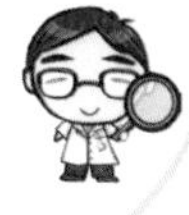

腎經敲打的穴位依序：

太溪穴（指節）→**陰谷穴**（空心拳）→**橫骨穴**（雀啄）。

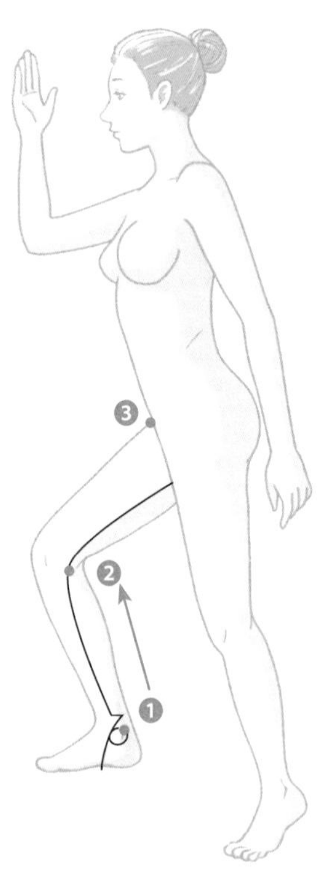

❶太溪穴位置：位於足內側，腳內踝後緣與腳筋之間的凹陷當中。

❷陰谷穴位置：位於大腿內側，膝蓋關節內側五公分左右上方。

❸橫骨穴位置：位於下腹部，肚臍下方五寸，前正中線旁開〇・五寸。

五行缺木者

五行缺木，或是有肝膽疾病、情緒問題、血壓不穩、筋骨……等問題的人，從木系統開始打起。先打膽經再打肝經上的穴道。打的時候全程縮小腹，正常呼吸。請記住：膽經由上往下打，肝經由下往上打。

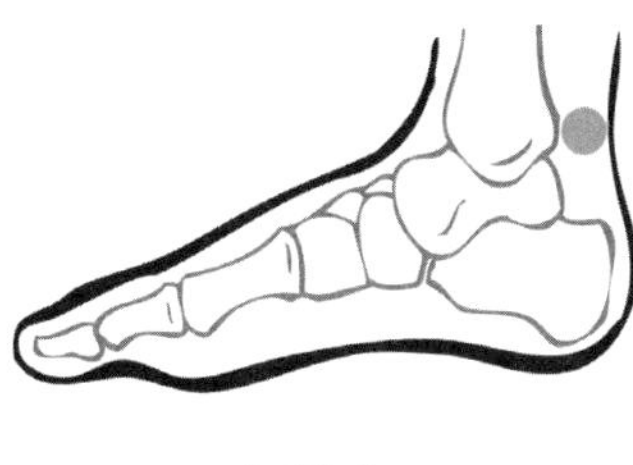
太溪穴

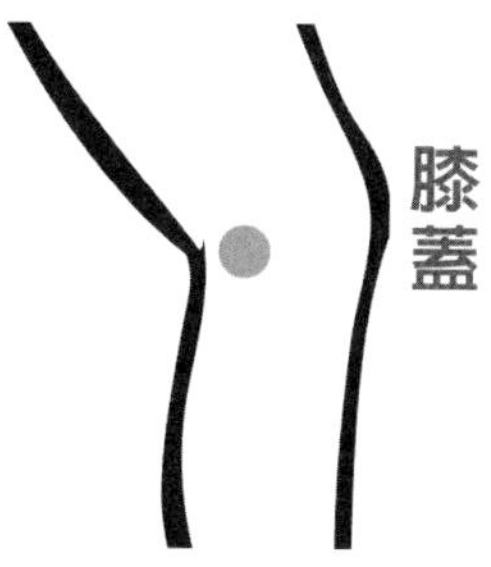

陰谷穴

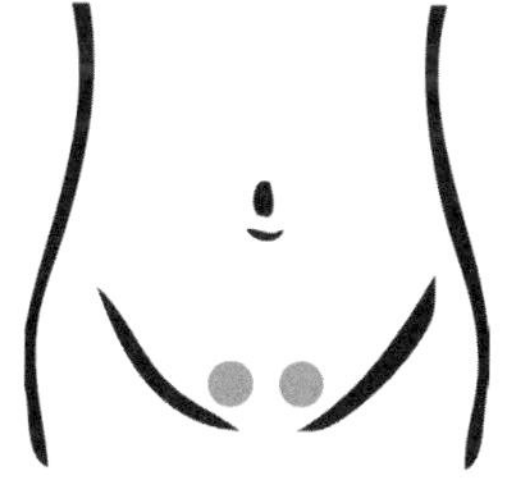
橫骨穴

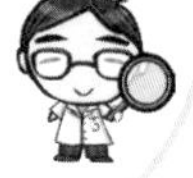

膽經敲打的穴位依序：

京門穴（空心掌）→**環跳穴**（空心拳）→**風市穴**（空心拳）

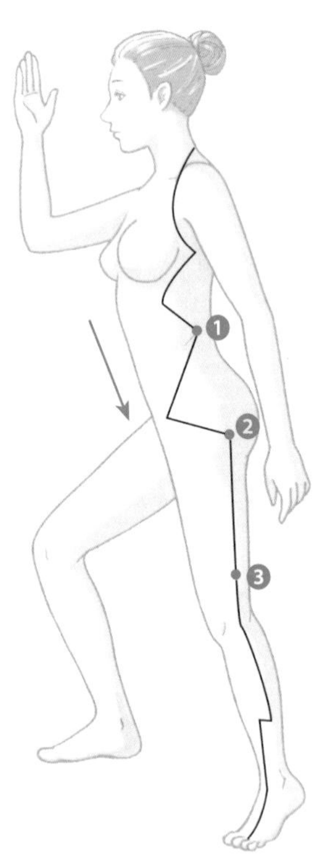

❶京門穴位置：手肘曲，肘尖碰觸身體之處。

❷環跳穴位置：兩腳併攏，腳掌打開一二〇度，臀部凹陷處。

❸風市穴位置：取穴時身體直立，雙手自然下垂，中指尖所指之處。

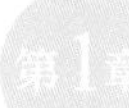

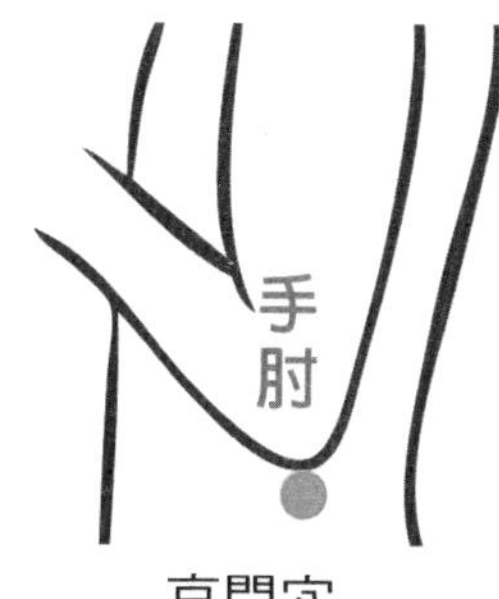

京門穴

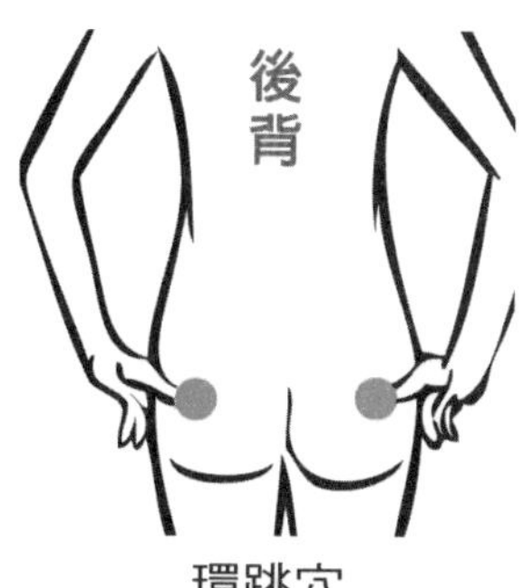

環跳穴

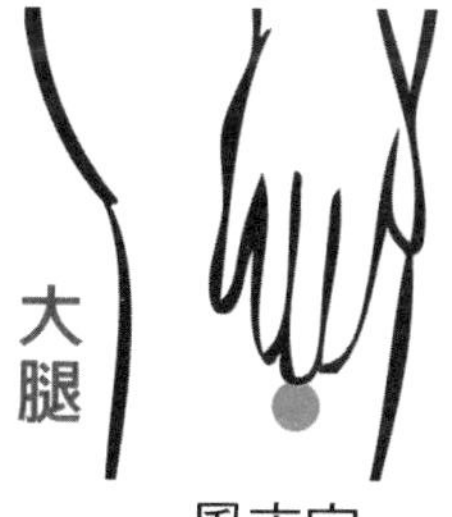

風市穴

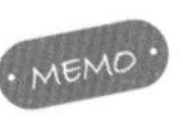

注意事項

環跳穴敲打時，需彎腰，臀部往前推，讓穴位較突出好打。

風市穴敲打時，腿往外踢，比較好打。

年長者若無法彎腰敲打下肢的穴位，可以採用坐姿敲打。

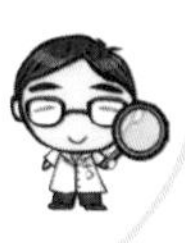

肝經敲打的穴位依序：

太衝穴（指節）→**陰包穴**（空心拳）→**期門穴**（空心掌）

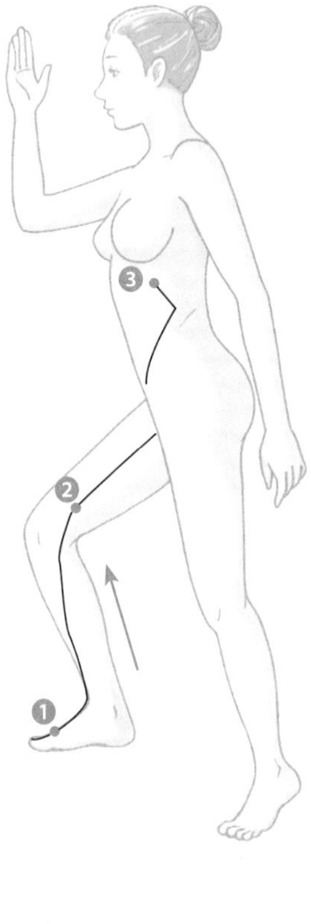

❶ 太衝穴位置：位於大拇趾及第二趾骨縫凹陷處。

❷ 陰包穴位置：位於大腿內側，股骨內上髁上四寸，股內肌與縫匠肌之間。

❸ 期門穴位置：位於胸部，乳頭垂直往下四寸，第六肋間隙處。

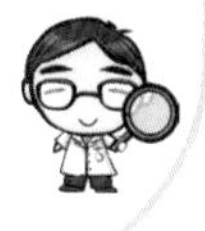

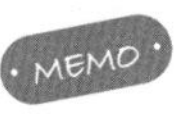

注意事項

陰包穴敲打時，雙腿打開微蹲比較容易打到穴位。

年長者若無法彎腰敲打下肢的穴位，可以採用坐姿敲打。

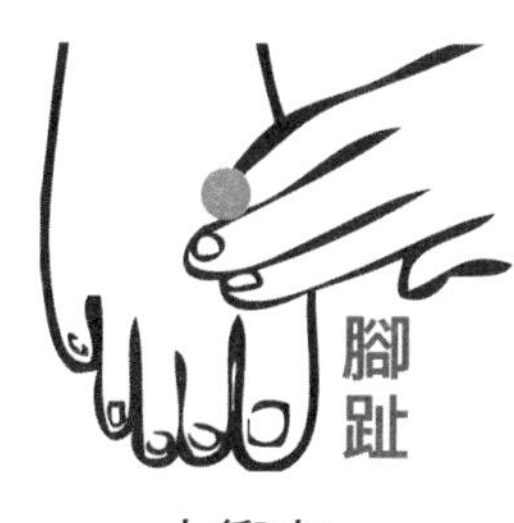

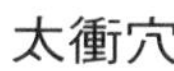
太衝穴

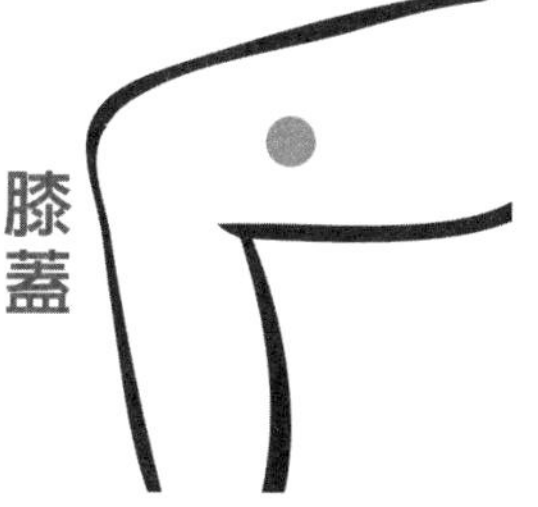

陰包穴

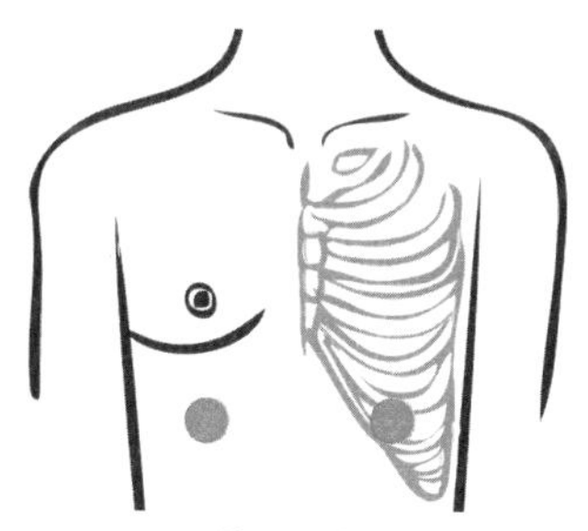

期門穴

五行缺火者

五行缺火，或有心血管疾病的人，從火系統開始打起。先打心經再打小腸經上的穴道。打的時候全程縮小腹，正常呼吸。請記住心經由上往下打，小腸經由下往上打。

心經敲打的穴位依序：

極泉穴（空心拳）→**少海穴**（空心拳）→**神門穴**（空心拳）

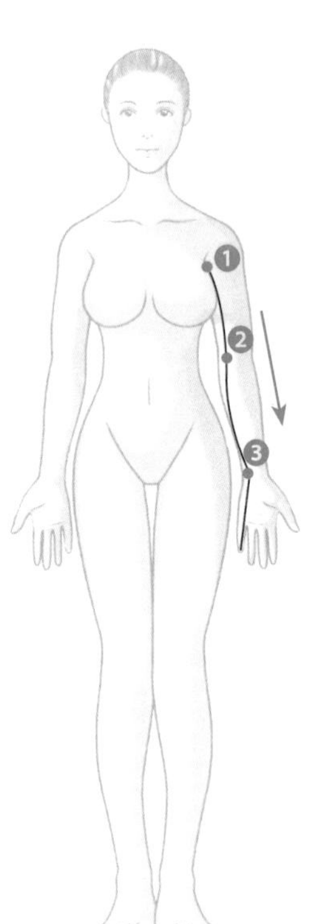

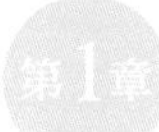
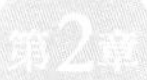
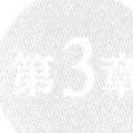
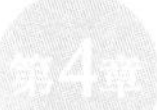

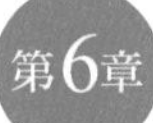

❶極泉穴位置：位於腋窩頂點，腋動脈搏動處。

❷少海穴位置：取穴時，手肘彎屈，肘橫紋內側端，與肱骨內側上髁連線的中點處。

❸神門穴位置：位於腕部，小指中線延伸與腕橫紋交界處。

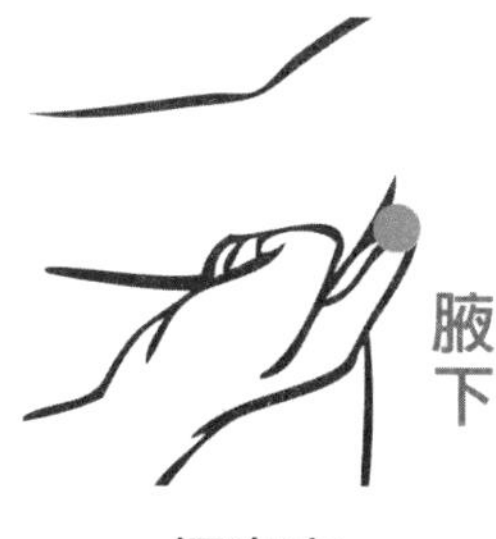

極泉穴

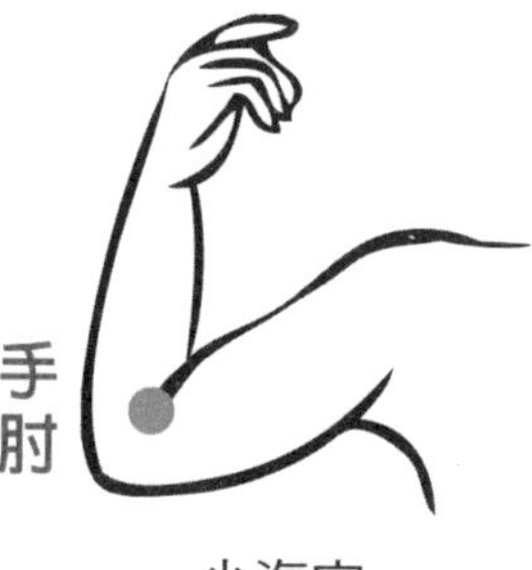

少海穴

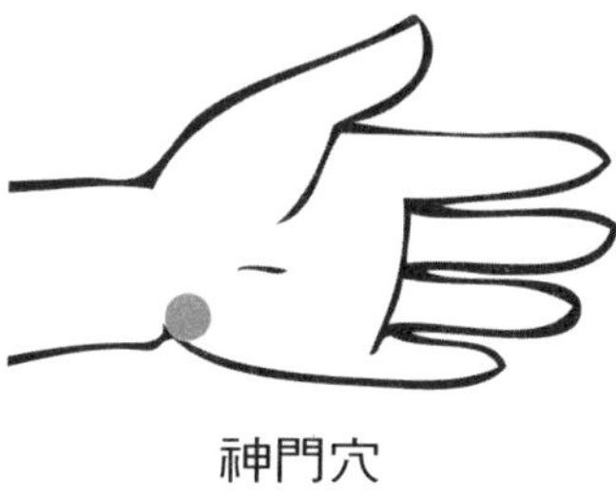
神門穴

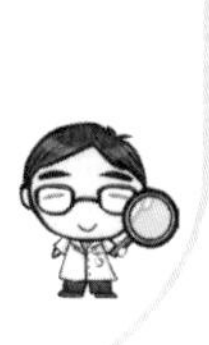

小腸經敲打的穴位依序：

後谿穴（指節）→**小海穴**（指節）→**肩貞穴**（空心拳）

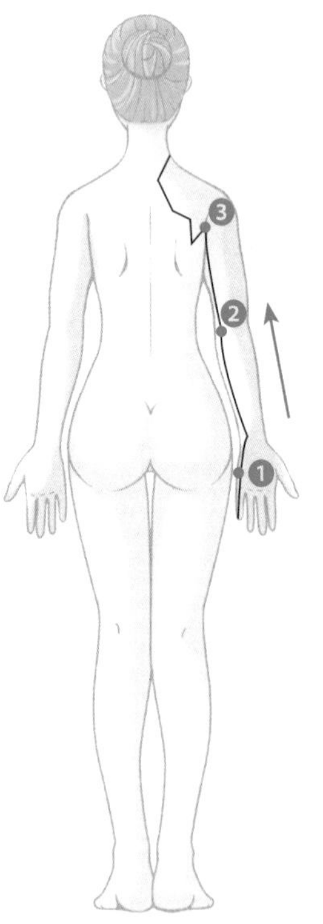

❶ 後谿穴位置：取穴時手握拳，掌指關節後橫紋的盡頭處。

❷ 小海穴位置：位於肘內側，尺骨鷹嘴與肱骨內上髁之間凹陷處。

❸ 肩貞穴位置：位於肩關節後下方，取穴時手臂自然下垂，腋後紋頭上一寸。

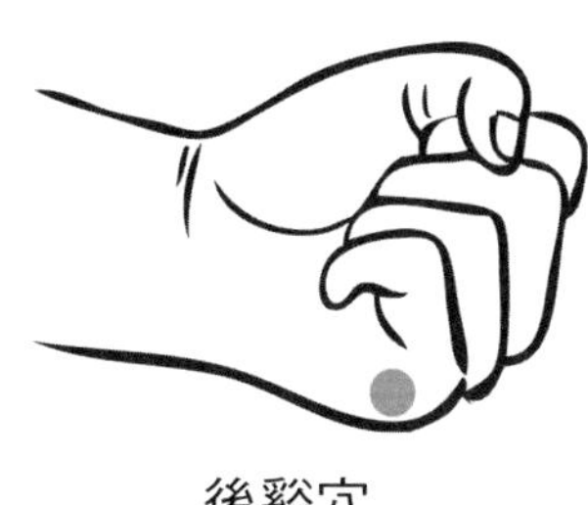

後谿穴

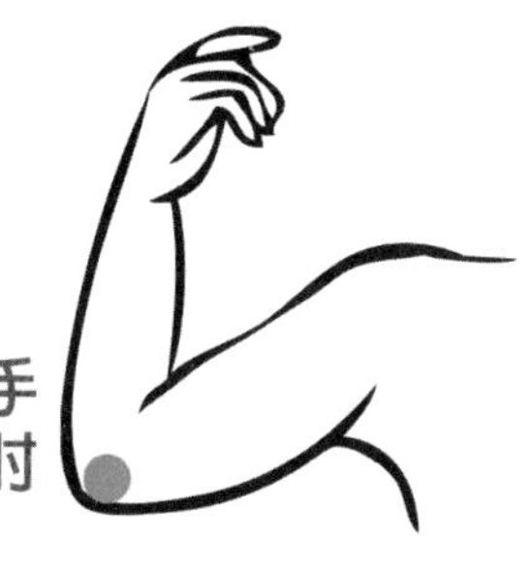

小海穴

肩貞穴

五行缺土者

五行缺土，或有代謝疾病、腸胃疾病……等問題的人，從土系統開始打起。先打胃經再打脾經上的穴道。打的時候全程縮小腹，正常呼吸。請記住胃經由上往下打，脾經由下往上打。

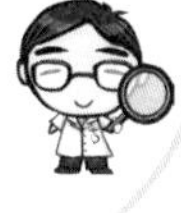

胃經敲打的穴位依序：

天樞穴（雀啄）→**伏兔穴**（空心拳）→**足三里穴**（空心拳）

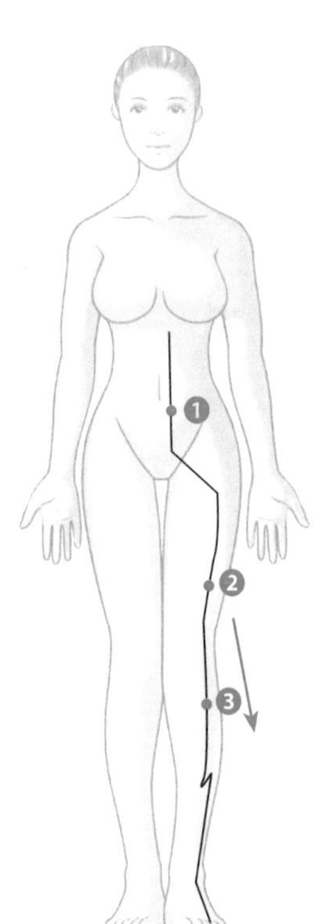

❶天樞穴位置：位於中央腹部，肚臍向左右三指寬處。

❷伏兔穴位置：手掌覆膝，中指所指之處。

❸足三里穴位置：外膝眼下三寸，脛骨旁開一寸之處。

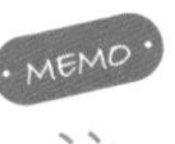

注意事項

足三里穴敲打時，小腿翻出比較容易打到穴位。

年長者若無法彎腰敲打下肢的穴位，可以採用坐姿敲打。

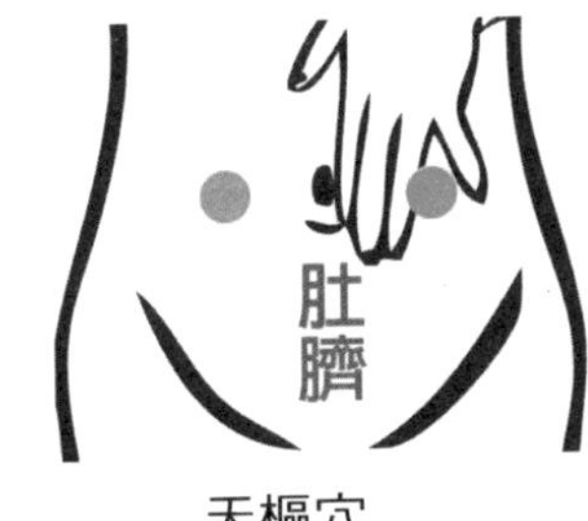

天樞穴

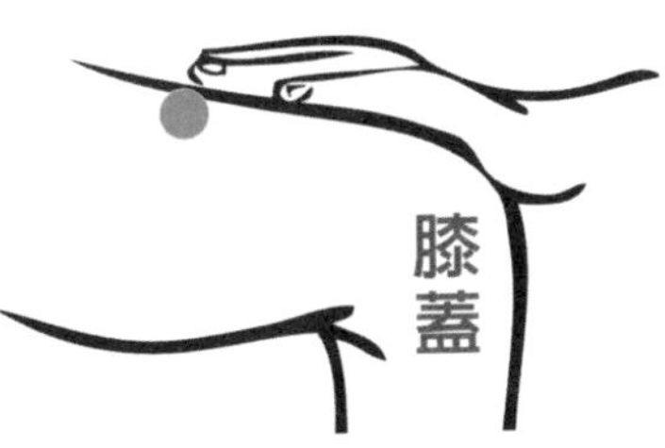

伏兔穴

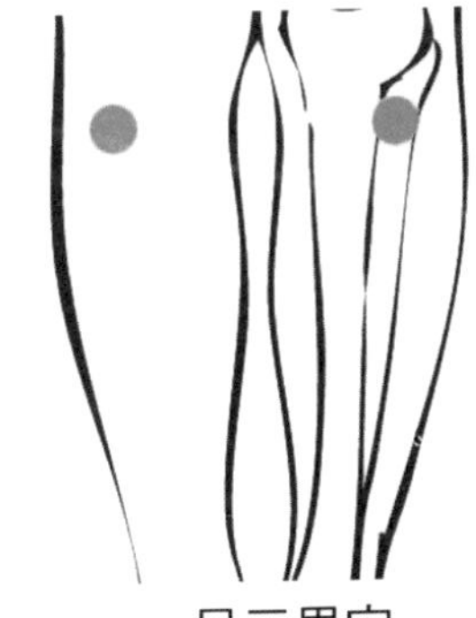
足三里穴

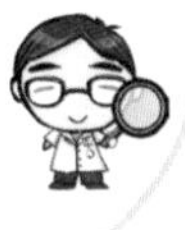

脾經敲打的穴位依序：

三陰交穴（指節）→**血海穴**（空心拳）→**關元穴**（雀啄）

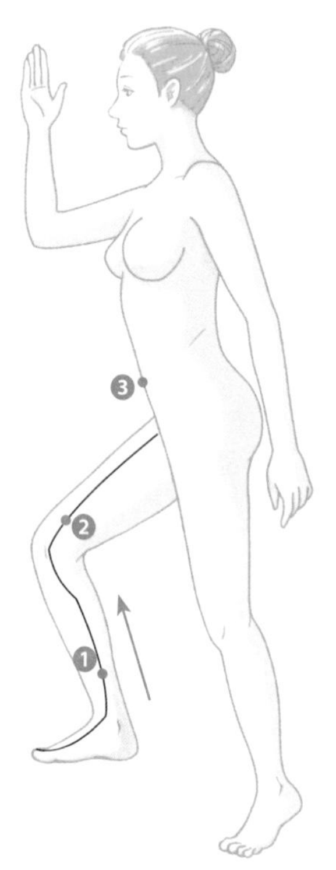

❶ 三陰交穴位置：在於內踝尖直上三寸，脛骨後緣。

❷ 血海穴位置：手覆膝蓋內側，大拇指位落處。

❸ 關元穴位置：肚臍下三寸。

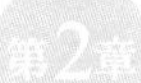

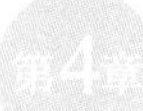

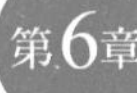

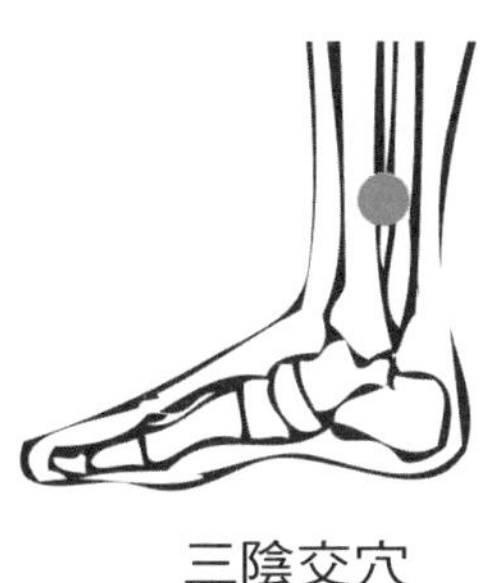

三陰交穴

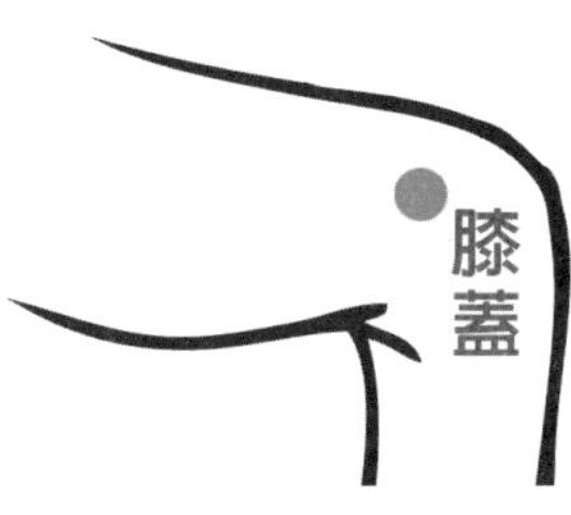

血海穴

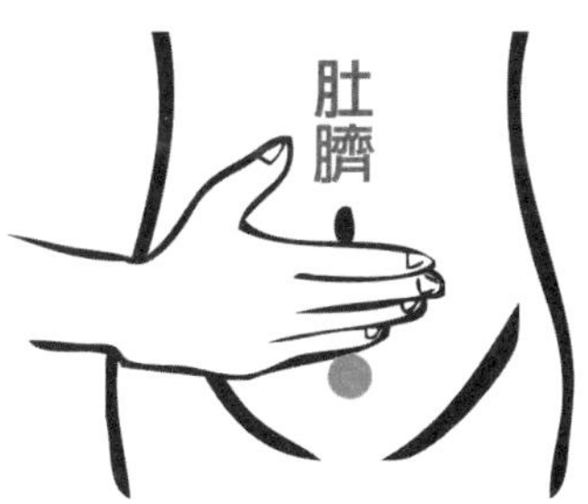

關元穴

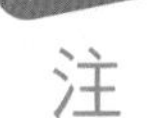

注意事項

血海穴敲打時，雙腿打開微蹲比較容易打到穴位。

關元穴敲打時，需縮小腹。

年長者若無法彎腰敲打下肢的穴位，可以採用坐姿敲打。

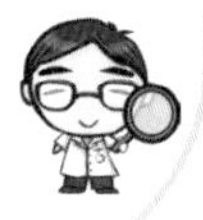

結語

近年來，將畢生學醫、看診的心得、研究，集結出書。承蒙大家的厚愛，許多讀者看了書，都慕名到診所來就診，希望身上的痼疾能夠早日根除，但是保健養生都是要持之以恆的，一旦認為病好了，就不再注重平日的保健，病症依然會找上門。

因此，我在著手寫作《防病》這本書時，就抱持著大家能將保健養生的習慣，融入日常生活中的想法。所以書中介紹的保健方案，都力求簡單、易懂、易行，讓大家不會覺得困難而心生怠惰；最重要的是，希望大家建立正確的「防病」觀念，一起抗老保健，健康呷百二。

附錄

後天體質自我檢測

〈附錄一〉

後天體質檢測表

姓名：

請根據近三個月來的體驗和感覺，回答以下問題		沒有	很少	有時	經常	總是
陽虛體質	1. 怕冷？	0	1	2	3	4
	2. 夜尿多？（睡眠期間，上廁所一次填一分，二次填二分，以此類推，每多加一分即往右跳選一格）	0	1	2	3	4
	3. 腹瀉？	0	1	2	3	4
	4. 腰腿痠痛？	0	1	2	3	4
	5. 性格安靜？	0	1	2	3	4
	6. 喜歡喝熱飲？	0	1	2	3	4
	7. 不喜歡運動？	0	1	2	3	4
	總計	/28				
陽盛體質	1. 精力旺盛，聲音較宏亮？	0	1	2	3	4
	2. 煩躁不安或易怒？	0	1	2	3	4
	3. 愛喝冷飲？	0	1	2	3	4
	4. 非常怕熱？	0	1	2	3	4
	5. 大便很臭？	0	1	2	3	4
	6. 冬天也只穿薄薄的衣服？	0	1	2	3	4
	7. 體溫較高？	0	1	2	3	4
	總計	/28				
陰虛體質	1. 眼睛乾澀？	0	1	2	3	4
	2. 嘴唇乾燥？	0	1	2	3	4
	3. 晚上喉嚨乾，半夜咳醒？	0	1	2	3	4
	4. 心煩？	0	1	2	3	4
	5. 面部潮紅？	0	1	2	3	4
	6. 手心、腳心很熱？	0	1	2	3	4
	總計	/24				

請根據近三個月來的體驗和感覺，回答以下問題		沒有	很少	有時	經常	總是
氣虛體質	1. 頭暈？	0	1	2	3	4
	2. 感覺沒力氣，不想說話？	0	1	2	3	4
	3. 常感冒？	0	1	2	3	4
	4. 覺得累？	0	1	2	3	4
	5. 脾胃不佳，容易脹氣？	0	1	2	3	4
	6. 稍微動一下，就出汗？	0	1	2	3	4
	7. 口唇色淡？	0	1	2	3	4
	總計	/28				
濕熱體質	1. 身體味道重？	0	1	2	3	4
	2. 長痘痘？	0	1	2	3	4
	3. 面部、鼻部油亮發光？	0	1	2	3	4
	4. 大便黏滯，排不乾淨？	0	1	2	3	4
	5. 有白帶，顏色偏黃？（限女性回答）	0	1	2	3	4
	6. 陰囊潮濕？（限男性回答）	0	1	2	3	4
	7. 口腔潰瘍？					
	總計	/20(男)			/20(女)	
痰濕體質	1. 腰圍過大？（男性腰圍≧ 35 吋，女性≧ 31 吋則屬肥胖每多 0.5，即往右跳選 1 格）	0	1	2	3	4
	2. 想睡覺？	0	1	2	3	4
	3. 喉嚨有痰？	0	1	2	3	4
	4. 睡覺時打鼾聲大？	0	1	2	3	4
	5. 口中覺黏黏的？	0	1	2	3	4
	6. 小便混濁？	0	1	2	3	4
	7. 喜歡吃甜食？	0	1	2	3	4
	總計	/28				

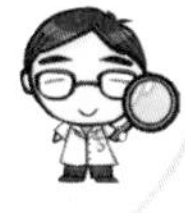

後天體質檢測表

	請根據近三個月來的體驗和感覺，回答以下問題	沒有	很少	有時	經常	總是
氣鬱體質	1. 一側或兩側肋部疼痛？	0	1	2	3	4
	2. 容易激動？	0	1	2	3	4
	3. 多愁善感？	0	1	2	3	4
	4. 必須常深呼吸，否則易胸悶？	0	1	2	3	4
	5. 喉嚨好像有東西，咳不出吞不下？	0	1	2	3	4
	6. 很愛哭或常想哭？	0	1	2	3	4
	7. 小心翼翼患得患失？	0	1	2	3	4
	總計	/28				
血虛體質	1. 會掉很多頭髮？（100 根內為正常，每多 50 根，即往右跳選 1 格）	0	1	2	3	4
	2. 剛洗完澡會覺得身上癢？	0	1	2	3	4
	3. 指甲上面有橫紋、豎紋或凹面？	0	1	2	3	4
	4. 手腳發麻？	0	1	2	3	4
	5. 蹲下再起立，覺得眼冒金星？	0	1	2	3	4
	6. 指甲較薄？	0	1	2	3	4
	總計	/24				
血瘀體質	1. 頭痛如針刺？	0	1	2	3	4
	2. 不知不覺有黑青？	0	1	2	3	4
	3. 身上有黑斑？	0	1	2	3	4
	4. 口唇發暗？	0	1	2	3	4
	5. 身體有固定疼痛？	0	1	2	3	4
	6. 臉色偏暗容易生斑？	0	1	2	3	4
	7. 身上疤痕難癒？	0	1	2	3	4
	總計	/28				

請根據近三個月來的體驗和感覺，回答以下問題		沒有	很少	有時	經常	總是
過敏體質	1. 沒感冒也會流鼻水、咳嗽？	0	1	2	3	4
	2. 皮膚一抓就紅，出現抓痕？	0	1	2	3	4
	3. 季節變化或聞到異味，會有咳喘現象？	0	1	2	3	4
	4. 對藥物、食物過敏？	0	1	2	3	4
	5. 近期有蕁麻疹嗎？	0	1	2	3	4
	6. 容易打噴嚏？	0	1	2	3	4
	總計	/24				

0 分：三個月內沒發生過　　1 分：三個月內發生過 1~3 次

2 分：三個月內發生過 4~6 次　　3 分：三個月內發生過 7~9 次

4 分：三個月內發生過 10 次以上

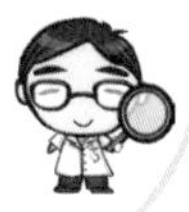

「後天體質」問卷計算方法

填寫後天體質問卷，並將每個體質得分算出來。

分數比例的計算公式為：

各體質問卷得分 ／（各體質題數 × 4）

後天體質問卷檢驗結果，分數比例最高者就是你的主要後天體質，第二高者則是次要的後天體質。

我的後天體質檢驗：

問卷分數最高的後天體質為：

＿＿＿＿＿＿＿體質（主要）、＿＿＿＿＿＿體質（次要）

調養以主要體質為主，次要體質可做參考。

範例說明：

A 君填問卷檢測值較高的分數為：

濕熱 23 分／ 24（6 題 × 4）＝ 0.958

陰虛 27 分／ 28（7 題 × 4）＝ 0.964

氣鬱 23 分／ 28（7 題 × 4）＝ 0.821

因此，A 君的後天體質為陰虛，濕熱則做為次要參考。

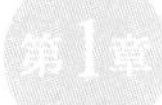

〈附錄二〉

「防病系統」書面分析資料申請辦法

一、目的：

提供無法上網的讀者一個方便的防病資料取得途徑。

二、說明：

1. 填寫以下資料
   (1)個人基本資料
   (2)後天體質問卷
2. 將上述資料及回郵 35 元（請附郵票），寄到以下地址，工作人員即可代為輸入電腦。

   收件地址：406 台中市北屯區崇德路三段 695 號 2 樓

   收件人：樓中亮中醫預防保健網
3. 完成後，工作人員會將「個人化防病建議」以書面寄送至申請人指定的收件地址。
4. 收到分析資料後，若對內容有疑問，請撥以下的客服電話，將有專人為您說明。

   客服電話：（04）2422-5797

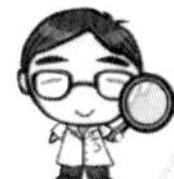

三、注意事項：

1. 每組序號僅限一人申請。若無提供序號，恕不受理（序號無法重覆使用），請妥善保存，勿交予他人使用，以免損害到您的權利。
2. 上述資料可從書上裁切下來，或提供影印的副本即可。
3. 未附回郵之申請書將不予處理，並且不退回申請資料。

基本資料

「防病系統」系統程式序號 （必填，若序號錯誤，恕不受理）		（請見 DVD 光碟袋中的序號卡，共 12 碼）
姓名		
性別		□男　□女
擇一填寫	西元真實生日	西元　　年　　月　　日
	農曆真實生日	民國　年　月　日　□是否閏月　生肖：
血型		□ O　□ A　□ B　□ AB　□不確定
連絡電話		
地址		

※真實生日：若晚報戶口者，請填入實際的出生日期。

高寶書版集團
gobooks.com.tw

HD 076
防病：讓身體變年輕，就能百病不侵

作　　者　樓中亮
文字整理　許嘉玲
書系主編　蘇芳毓
編　　輯　謝昭儀
校　　對　吳小乙、許嘉玲、謝昭儀、蘇芳毓
封面設計　黃鳳君
排　　版　黃鳳君、趙小芳
攝　　影　孟　修
內頁插圖　陳筱智、陸聖欣、蕭旭芳
出　　版　英屬維京群島商高寶國際有限公司台灣分公司
Global Group Holdings, Ltd.
地　　址　台北市內湖區洲子街88號3樓
網　　址　gobooks.com.tw
電　　話　（02）27992788
電　　郵　readers@gobooks.com.tw（讀者服務部）
pr@gobooks.com.tw（公關諮詢部）
傳　　真　出版部（02）27990909　行銷部（02）27993088
郵政劃撥　19394552
戶　　名　英屬維京群島商高寶國際有限公司台灣分公司
發　　行　希代多媒體書版股份有限公司/Printed in Taiwan
初版日期　2013年12月

國家圖書館出版品預行編目（CIP）資料

. -- 初版. -- 臺北市：高寶國際出版：希代多媒體發行，
2013.12　面；　公分. --（HD 076）

ISBN 978-986-185-941-5（平裝附數位影音光碟）

1.中醫　2.養生　3.健康法

413.21　　102022811

凡本著作任何圖片、文字及其他內容，
未經本公司同意授權者，
均不得擅自重製、仿製或以其他方法加以侵害，
如一經查獲，必定追究到底，絕不寬貸。
版權所有　翻印必究

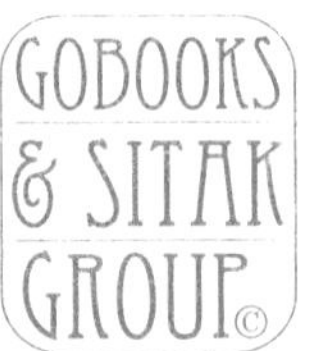
GOBOOKS
& SITAK
GROUP©